# 全国名中医李乾构带徒医话

李 帷 刘 赓 主编

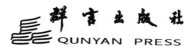
群言出版社
QUNYAN PRESS

· 北 京 ·

**图书在版编目（CIP）数据**

全国名中医李乾构带徒医话 / 李帷，刘赓主编 .
北京：群言出版社，2024. 6. --ISBN 978-7-5193
-0965-7

Ⅰ. R249.7
中国国家版本馆 CIP 数据核字第 2024BJ8380 号

---

责任编辑：马红治　孙平平
封面设计：李士勇

出版发行：群言出版社
地　　址：北京市东城区东厂胡同北巷 1 号（100006）
网　　址：www.qypublish.com（官网书城）
电子信箱：qunyancbs@126.com
联系电话：010-65267783　65263836
法律顾问：北京法政安邦律师事务所
经　　销：全国新华书店

印　　刷：三河市腾飞印务有限公司
版　　次：2024 年 6 月第 1 版
印　　次：2024 年 6 月第 1 次印刷
开　　本：710mm×1000mm　　1/16
印　　张：12.5
字　　数：220 千字
书　　号：ISBN 978-7-5193-0965-7
定　　价：69.00 元

# 前　言

　　李乾构主任医师、教授、博士研究生导师，是全国名中医和首都国医名师。李乾构教授从广州中医学院毕业分配到首都医科大学附属北京中医医院从事中医医疗、教学、科研工作已六十年。他曾任北京中医医院院长十余年，兼任中华中医药学会常务理事，是中华中医药学会脾胃病专业委员会的首任主任委员、主要创始人之一，现为名誉主任委员。李乾构教授历任北京中医药学会副会长、北京中医药学会脾胃病专业委员会主任委员等职，是全国第三、四、五、六批老中医药专家传承工作指导老师，现为北京市第六批全国老中医药专家传承工作指导老师。

　　李乾构教授现在每周出三次门诊，临床带教徒弟、全国临床优才、北京市师承学习人员和来自北京中医药大学的实习学生多人。李老每周利用业余时间，亲自搜集整理中西医学术前沿的备课资料，每次于开诊前半小时，对跟诊学生进行面对面授课，并将学习资料打印出来，留给不能前来学习的学生们。每次门诊结束，李老还要对徒弟们进行答疑解惑 15 分钟左右，并将上述关键授课内容亲自发到徒弟们的微信群里，便于大家学习。李老为了徒弟和学生们的学习，十余年如一日，以近九十岁高龄，风雨无阻，十多年来授课总时长超过 1000 小时，备课的学习资料超过 20 万字。我们现将李乾构教授出诊前后的授课内容和对学生的答疑解惑内容，进行整理总结，以医话的形式出版。本书全面阐述了李乾构教授的成长历程、学术观点及成就，用通俗易懂的语言概括了李老的学术思想、用药特点、诊疗思路，记述了他通过临床案例指导临床诊疗工作的过程，并通过李老对于我们孜孜不倦的教诲，引导我们推陈出新，不断传承创新，形成自己的临床诊疗思路，引领我们走上更加广阔的专业道路。也希望本书能为广大中医青年医师和医学生的学习和工作，提供理论和实践的参考。

# 目　　录

# 第一部分

# 李乾构教授学术渊源概述

## 一、李乾构教授简介

李乾构，男，1937年12月1日出生于江西省吉安市的贫穷家庭。早年生活十分艰苦。2011年，北京中医医院消化科编写《名医重脾胃》论著时，我们曾与李老师单独相处多时。李老当时耐心、细致地给我们讲述他儿时的亲身经历，如下这段故事，让我们这些后辈印象极为深刻。李老说，他在江西吉安上中学之前，因为家境贫寒，他没有穿过像样的鞋子，而且每天他要翻过几座山，走五十多里路去读书，路上要带上粮食和菜。那所说的菜，其实就是一些简单的咸菜和辣椒。虽然家庭生活条件艰苦，但他的父母非常支持他的学习，因此，李老师自幼立志刻苦读书，好好学习，并因为学习成绩优异，从初中一年级到高中三年级均享受甲等人民助学金，同时享受甲等生活补助费。他在学习中刻苦努力，成绩突出，每年均被评为"三好学生"，并一直担任班干部。1958年9月以优异的学习成绩，考入广州中医学院医疗系并担任班长。1964年7月以优异的成绩毕业，经国家统一分配到北京中医医院工作，1964年9月开始在北京中医医院内科肝病组工作，拜中医肝病大家关幼波教授为师。

工作期间，李老师于1965年报名参加国家卫生部组建的国家医疗队，到四川攀枝花参与支援救治当地急性肝炎患者的治疗工作，工作中感染肝炎病毒，自行研制药方，一边给自己治疗，一边坚持带病工作，成功救治当地的大量患者，得到当时一同前往支援的中西医医疗队同行的一致赞扬和上级领导的表彰，顺利完成任务返京。1968 年，李老师又主动报名要求到桂林南溪山医院参加抗美援越的医疗工作，一去就是八年的时间。当时在广西，李老师以收治越南肝病病人为主，作为关幼波教授的大弟子，运用关老治黄三要以及治肝十法，治疗当地广大患者，取得了显著疗效，发挥了中医药的优势和特色，也得到了国际友人的一致认可。

1976 年至 1979 年，李乾构教授通过进修学习及参加国家卫生部委托北京医学院举办的全国消化系统疾病学习班，系统学习了消化系统疾病的理化检查方法和现代医学中关于消化系统常见病的诊疗规范。从此，他对消化内科疾病从理论上、临床上、检查上有了全面、系统的认识。由于当时北京中医医院内科成立了消化组，从 1980 年开始他从肝病组调到消化组从事内科消化病方面的专向研究。通过 50 多年中医学习和临床实践总结，李乾构教授发现，中医脾胃学说的基础理论历史悠久，从《内经》开始形成，到东汉时期，张仲景在临床实践中开始运用，并不断完善，到金元时期，李东垣时形成了系统的脾胃病理论。因此，李乾构教授认为，中医治疗脾胃病在临床上大有可为。从此，李老师在学习关老经验基础上，勤求古训，刻苦钻研，通过不断地临床摸索，逐渐形成了具有独特诊疗特色的脾胃病学术理论体系。他尊古而不泥古，继承更重发挥，治病主张健脾和胃、调理气血、平和阴阳、辨病与辨证相结合。临床治愈了大量疑难重症，深受患者欢迎和同业高度评价。他总结多年经验撰写发表了《治泻十法》《治脾 15 法》《治脾病 15 法》《急症胃痛诊疗常规》等论文 100 余篇，先后 10 次获得部、市、局级科研成果奖，由其主持开发的气滞胃痛冲剂、虚寒胃痛冲剂等新药，目前已广泛运用于临床。主编的著作主要有：《中医胃肠病学》《实用中医消化病学》《中医脾胃学说研究与运用》《急症胃痛证治》《临床中药学》《药食同源》《常见病的中成药选用》《中国现代百名中医临床家丛书——李乾构》《李乾构带徒小课 128 讲》等。他逐渐从一名青年中医师，成为全国著名的中医脾胃病专家。曾任中华中医药学会常务理事，中华医学会理事，北京中医药学会副会长，中华中医药学会脾胃病专业委员会创始人之一、首任主任委员，全国人大代表，全国政协委员，北京市人大代表等。李老师将中华中医药学会脾胃病专业委员会发展成为中华中医药学会内科专业委员会当中，会员规模最大的专业学术团体，对于推动全国中医脾胃病专业的学术发展、临床技术推广，功不可没。李老师现为中华中医药学会脾胃病专业委员会名誉主任委员，2003 年被确定为国家级名老中医学术经验继承指导老师，先后成为国家中医药管理局全国第三、第四、第五、第六批名老中医药专家和学术经验工作继承指导老师，退休后坚持出诊，并以普通专家门诊的方式，为更多普通患者服务；坚持每周两次为学生讲课，亲自查阅最新的学习资料，准备授课材料等，为培养中青年中医人才、传承中医药宝贵财富，贡献着自己的光和热！

## 二、李乾构教授学术渊源概述

### （一）师从肝病大家关幼波，奠定德行天下，医者仁心的行医准则

李老师十分尊师重道，他的学术思想师承京城名医关幼波先生。李老师大学毕业后进入北京中医医院工作，1964 年有幸拜关老为师，成为关幼波先生亲自授牌认可的第一个弟子，现如今李老师家中保留着关老给予他的学生证书。关老是当时国内肝病大家，是国内数一数二治疗肝病的大牌教授，但是他从来没有架子，为人善良豁达，对待患者像对待朋友一样，平易近人、乐善好施。他为人乐观积极的生活态度，感染了身边的同事和学生，更是带给患者十分温暖的第一印象。新中国成立初期，国家百废待兴，关老捐献给医院一辆进口轿车，作为医院公车使用，

那辆轿车在当时非常珍贵；同时，关老经常帮助贫穷的患者们，免除他们的医药费，提供无私的帮助。作为当时刚刚大学毕业，进入北京中医医院工作的青年医师，关老的这些言行，都深深地影响着年轻时期的李乾构老师，对于他后来的行医和业务成长意义深刻。

### 1. 德行天下、医者仁心的师承楷模

宋代王安石曾讲，"故天下之有德，通谓之君子"。德者，人心之要，行为之本。作为救死扶伤、治病救人的医生，为人善良，德行天下，医者仁心，是行医的最基本要求，也是医者高尚品质的体现！正所谓成大医者，必先精于医术，而成于品德。做事先做人，做人先要从修养个人的品德做起。因德如地基，地基宽厚方能支持高楼大厦；德如大地，大地仁慈，方能生发万物。只有好的道德品质，才能将不断积累的临床技能化作救治万千大众患者的灵丹妙药，才能肩负起医者白衣天使的光荣使命！李老师很好地传承了关老为人行医的美德——他对于来自不同地区的患者，无论他们年长年幼，无论他们所患的疾病不同，表现出的不同痛苦，一律热情认真看待。看到患者因病而烦恼时，就像自己的烦恼一样，全心全意地去救治患者，帮助他们。对于那些挂不到号的外地患者或者高龄患者，李老师让他们挂普通号来找他就诊；对于患者的生活调摄细节，李老师千叮咛、万嘱咐，每个字都解释清楚、让患者每每记忆深刻。他反复这样做的目的只有一个，让患者们获得健康！这些都充分体现了李老师将仁爱之心与医疗技术完美契合的高层次道德规范水平。李老师八旬高龄，仍然坚持几十年如一日，每周出普通专家诊，每日看几十名老年患者，这些都是他为了照顾那些不富裕的老年患者们的行医胸怀。李老师每天保持着一个德艺兼优的医生的风度，他朴素的着装，却看上去庄重得体，气度宽宏；他每每心平气和而处乱不惊，思想纯净，堂堂正正，这些都是他内心中高尚情操的外在表现。与此同时，李老师在国内中医脾胃专业乃至中医内科学界都享有非常高的声誉和地位，但是他非常慎于言辞，时刻保持善良而宽恕的心，从不炫耀自己的名声，

更不会诽谤攻击其他医生，借以夸耀自己的功德。李老师为人善良，德行天下的胸怀，以及医者仁心的正能量，时时刻刻影响着我们，这些都是我们向老师学习的源动力。这让我们时刻牢记，作为一名医生，必须向关老和李老师学习，拥有这样的优秀道德品质，是学医、行医的基础！关老和李老师，用一生行医告诉我们——为苍生大医者，成就仁心仁术，医病医心，是吾辈之志也。他们拥有善良的内心、高尚的品德和精湛的业务本领，他们拥有对于中医事业的那份执着的爱。这份爱是每一名中医人在实际工作中必须时刻保持的坚定信念，是广大患者拥有健康、收获幸福的希望，是中医国粹不断振兴发展并走向世界的力量！他们是我们一生学习的楷模！

**2. 崇高师德、教书育人**

孔子说过："其身正，不令则行。其身不正，虽令不从。"教师的职责是传道、授业、解惑。李老师虽年过八旬，但坚持几十年如一日，每周在不出诊的几天时间里，来到办公室上网查询资料，风雨无阻。他亲自查阅最新的中医、西医前沿知识，亲自录入电脑并打印多份，给学生们教学时候使用。对于那些没时间来听课的学生，他还会多保留几份，随时给他们。在我们跟随李老师完成国家中医药管理局师承学习的三年多时间里，每周两次的早课，这共计三百多次的讲课内容，没有重复，包括关老诊治肝病的学术思想，其他中医名家的临证经验、验方，以及现代医学的最新研究成果等，让我们受益匪浅。每次看着李老师亲自录入的满满内容，拿着那么多的学习材料，从办公室打印出来后拿到家中，再从家中拿到医院诊室里给我们，这些沉甸甸的学习资料，饱含了李老师三年多时间对我们注入的多少心血！每次早课和跟师面对李老师，我们都像渴望获得生活中新鲜乐趣的小孩子，渴望李老师给予我们新的宝贵知识，而李老师就像爱自己的孩子一样，在学习、工作、生活处处关心我们。李老师的"爱"源于高尚的师德，是他对学生的无私奉献。

每次完成月度、季度作业，交给李老师批评指正，李老师都会认真批改。发现错别字、错误的语句，他一笔一画地指导我们，每份作业的批复都有几百字。我们经常戏称，收集每个季度作业中李老师的批复文字，每次录入这些文字进电脑的时间，都要一个半小时左右。对于如此德高望重的老师，老师的每一个字的修改，都是他对学生教育的高标准要求。这个要求对于我们来说，是无比幸福的，而对于老师来说，确是非常辛苦和不容易的！李老师中医理论讲得通透，授课时耐心细致，他的一举一动、一言一行、一思一想、一情一态，都清晰而准确地印在我们的视网膜里和心头上，他都在有意无意地对学生的心理和行为进行着指引。李老师具有高尚的师德、无私奉献的精神和对学生至诚至真的爱，因为只有这样，才能让自己的言行在学生内心深处产生一股排山倒海的内化力。法国作家卢梭说过："榜样！榜样！没有榜样，你永远不能成功地教给儿童以任何东西。"法国作家罗曼·罗兰说过："要撒播阳光到别人心中，总得自己心中有阳光。"李老师就是这样用崇高的师德，成为教书育人的榜样和阳光！俗话说，亲其师，则信其道；信其道，则循其步！李老师用三年时光的实际行动告诉我们，好好学习，好好向老师学习，他是我们前进路上永远的明灯，教育和指引我们为中医事业发奋图强！

**（二）师从关幼波老师，奠定坚实的中医基础**

李老师十分尊重关老，重视其学术思想的传承。关老强调气血辨证在中医诊疗中的作用，倡导八纲辨证加气血辨证的"十纲辨证"理论，痰瘀学说，络病学说。李老师勤奋学习，关老非常喜欢他，使李乾构教授受益匪浅，为他的脾胃病学术思想的形成和发展奠定了坚实的基础。李乾构教授的中医理论基础是以"阴阳"作为疾病类型的总纲；"表里"表明疾病部位和程度的深浅；"寒热"指示疾病的基本属性；"虚实"衡量人体正邪的消长平衡；"气血"为疾病形成、进展、转归的枢纽。

### 1. 重视气血辨证

"气血辨证"是关幼波学术思想的主要体现，是对中医诸多繁复的辨证理论体系的精确概括和总结，[1] 能够更有效率地指导临床诊疗工作，为临床诊疗工作，特别是为临床中复杂难辨的疾病治疗提供了更简单实用诊疗思维，增加了临床辨证思维方法，为中医学的发展做出了巨大的贡献，同时也给李乾构教授的中医思想打下了良好的理论基础。中医有"百病皆生于气""血为百病之始"之说。气病血必伤，血病必及气，疾病的发生及其发展转归，都离不开气血的充实与亏虚、气血的条达与瘀阻。气血功能紊乱则可出现气虚、气滞、气逆、气陷、血虚、血瘀、出血等病证。气血失调又可导致人体脏腑器官濡养不足，影响五脏六腑的生理功能，出现各种不同的病理表现，并与表里出入，寒热盛衰，邪正强弱，阴阳虚实等一系列疾病病理变化和临床症候特点紧密相连。[2] 为此，关老提倡"十纲辨证"的理论体系，并指导临床实践，提出审证必求因，临床上应该在气血的变化中寻找根源。治病要治疗根本，就首先要想到调理气血。气血失去平衡则疾病就会发展，治疗就应调理气血，气血如果充足，气血条达舒畅，则正气旺盛，人体阴阳平和，疾病自除。所以李乾构老师在学习关老的学术思想基础上，非常重视脾胃的气血平和。

### 2. 重视痰瘀致病学说

中医有"百病皆生于痰"和"百病皆生于瘀"的说法。脾为生痰之源，肺为贮痰之器，若脾虚不能正常运化水湿，则水湿津液不能正常输布，则生为痰，如果肺失肃降，不能通调水道，下输膀胱，则三焦气化不利，多余的水液废物不能及时排出体外，就会在体内停留积聚而生成痰。因外感六淫或内伤七情而影响气血的流动，气虚则血行缓慢而血滞，继而郁积不散最后凝结成"瘀（瘀血）"。痰和瘀是人体脏腑功能失常所产生的病理物质，但同时也是人体重要的致病原因。痰与瘀相互作用，相互促进，如痰浊淤阻，往往导致气血运行受阻而形成血瘀；血瘀影响气机，气机升降出入失常，久之影响脏腑运化功能，又可化为痰饮。痰瘀互相作用，互相交结于体内，引起人体脏腑功能不能正常运行，使病情加重而难以消除。[3] 所以治病一定要兼顾痰与瘀。李老师认为，治痰要通络活血，消除瘀血，痰饮就容易消除。在治疗脾胃病中，活血化痰的治疗法则也是十分重要的。

### 3. 学习关老的治黄方法

关老认为，湿热毒邪是病毒性肝炎的基本致病因素。热毒邪较重，则黄疸较重，如湿热毒邪较轻，则黄疸较轻，或者不发黄疸。所以，治疗急性病毒性肝炎要清利肝疸湿热，出现黄疸要退黄，注意三要[4]：

一是治黄要注意活血。黄疸的病机主要是血分热盛有湿，主要是湿热蕴于血分，而肝为多气多血之脏，肝脏湿热蕴结，血行闭阻，气机不畅，因此要通络活血，调畅气机。活血可以从凉血、养血、温化三方面入手，凉血可用赤芍、丹皮、生地等；养血可用泽兰、当归等；温化可用药有附子、肉桂等。

二是治黄要注意化毒。湿热日久不除，则转化为毒邪。热毒内蕴，疾病不除，黄疸便会加重。现代药理学研究发现：清热解毒中药对于急性炎性病变和肝功能指标升高的患者，有显著的疗效；[5] 化毒药可以从化湿、凉血、通下、利湿、酸敛五方面入手，化湿可用佩兰、藿香、石菖蒲等；凉血可用蒲公英、青黛、金银花等；通下可用败酱草、草决明等；利湿可用金钱草、车前子等；酸敛可用诃子、乌梅等。应用清热解毒药的同时，加上宣肺化痰的橘红、杏仁、藿香以开上焦、中焦之气，使下焦通利，给湿热之邪有去处，黄疸更易消除。酸敛药一般在用于黄疸恢复期应用，因此时正气已耗伤，邪留不去，正邪交争，这时再用酸敛解毒药的同时，必须用补益药和清热化湿药。

三是治黄要注意化痰。痰饮与湿热最容易相互郁结，加重病情，所以应用化痰药要注意与行气、活血等药配合。关老常用的化痰药有橘红、杏仁、莱菔子、瓜蒌等。[6] 此外，山楂有健脾消食的作用，脾胃运化正常，则痰饮无以化生，草决明有清肝化热的作用，还能清热化痰。此外，白术健脾化痰，法半夏燥湿化痰，海浮石清肺化痰，旋覆花降气化痰，郁金活血化痰，麦冬养阴化痰。

这些治黄的经验，为李乾构教授今后治疗脾胃病的痰湿证、瘀血证和一些脾胃病急症奠定了非常重要的理论指导基础，提供了丰富的临床经验借鉴，使李老终生受益匪浅。

## 4. 重视虚病说，善用补法

气血是人体和脏腑活动的物质基础，气血的病理变化是疾病发生、发展与转归的病理机制。慢性疾病常表现为气虚、血虚，日久则气血两虚。所以，关老重视人体的内在因素，强调治病必求于本，认为慢性疾病、久治不愈的顽固性疾病、反复发作的疾病等，其基本病机是正气亏虚。他认为治疗首要的前提，在于调动人体内在的抗病能力。

在慢性肝病治疗中，关幼波最擅长用大量生黄芪，在肝硬化及肝硬化腹水、肝癌等病人中均应用生黄芪，且病情愈重则愈加大用量，并嘱患者久煎后服，效果非常好。关老巧用活血养阴药，常用当归、生地、白芍养血柔肝，北沙参、五味子、麦冬、牛膝、川断补养肝肾之阴，且用药轻巧，不用滋补力量大、易滋腻之品。在肝硬化病人肝脾肿大时则常用鳖甲、龟板养阴软坚，散结消积。

在运用补法时，关老认为，要分清是"因虚而病"还是"因病而虚"，这影响着患者治疗的下一步的祛邪与扶正的先后与主次的关系。如急性肝炎为外感湿热之邪郁蒸肝胆所致，治疗则以祛邪为主，祛邪即以扶正。而慢性肝病是在急性病毒性肝炎基础上发展而来，病变由实证转虚证，其根本为正气亏虚，治病求本，重点要补虚，以扶正为主，祛邪为辅，正气渐复，才能祛邪外出，即所谓"养正邪自除"。关老认为，慢性肝病患者中没有单纯邪实者，多以虚实夹杂或正虚为主。如果正未大虚而又见邪实，则应攻补兼施，在扶正中攻邪；如果正虚为主，则又非养正不为功，要以调整机体状态为重点，顾护正气，否则致正气损伤，犯"虚虚实实"之戒。

## （三）注意顾护正气是李乾构教授中医思想的精髓

李乾构教授在继承恩师关幼波的学术思想中不断创新，一步步逐渐形成了自己的中医理论体系。这不仅得益于李乾构教授刻苦钻研经典著作，而且有赖于李教授善于思考归纳和总结，并通过大量的临床实践去验证。《黄帝内经》是中医基础理论的开山之作，也是李老师学术思想的发源地，"邪之所凑，其气必虚"，"正气存内，邪不可干"，[7]胃肠疾病的发生是在脾胃虚弱的基础发生的。治病必求其本，李乾构教授推崇李东垣的补土派理论，认为"内伤脾胃，百病由生"，这与《内经》中讲到的"有胃气则生，无胃气则死"的论点有异曲同工之妙，都十分强调胃气的作用。李老师认为因饮食不节、劳役所伤及情绪失常，易致脾胃受伤、正气衰弱，从而引发多种病变。治法上重视调理脾胃和培补元气，扶正以祛邪。李乾构教授认为，万物生长皆赖于土地，人体生长皆因于脾胃。脾胃为后天之本，气血生化之源。如《内经》所云："人之常气禀于胃，胃者平人之常气也，人无胃气曰逆，逆者死。"《金匮要略》曰："四季脾旺不受邪。"李老师认为，元气的充实与脾胃关系密切，如李东垣所说：人体先天之真气，有赖脾胃化生气血来营养补充，脾胃为人体之本，是生命动力的发源之地。"脾胃损伤"的病机是脾胃气机失调、升降失司。李氏说："阴精所奉，谓脾胃既和，谷气上升。"脾胃居中焦，是精气升降运动的枢纽，升则上输于心、肺，降则下归于大肠、肾，因而脾胃健运，脾升胃降，清升浊降，才能气机调和，维持正常的升降运动，维持"清阳出上窍，浊阴出下窍；清阳发腠理，浊阴走五脏；清阳实四肢，浊阴发六腑"的正常功能。若脾胃气虚，升降失司，则内而五脏六腑，外而四肢九窍，会发生各种病证。李乾构教授主张治疗胃肠疾病必须健脾益胃以四君子汤为基础方，再根据临床表现的证型和兼证进行辨证施治，随证加减。

## （四）重视应用和法在脾胃病中调节脾胃升降气机的作用

李乾构教授认为，和法在脾胃病中多有应用。脾胃所属人体中焦，与气机升降关系密切。而和法对于调畅脾胃气机更是非常重要。李乾构老师认为，脾胃病多因虚、瘀所致中焦"枢机"不利。"枢"，本义是指门的转轴；"机"，指弓的弩牙，二者均是主制动的机关。《国语·周语》曰："枢机，发动也。"王弼曰："枢机，制动之主。"于人体而言，枢机是沟通阴阳气血、表里上下的枢纽，主枢转气机。人体之气的升降出入是人体之气的基本运动形式，是维持正常生命活动及人体内外阴阳平衡的基础。《素问·六微旨大论》："升降出入，无器不有……无不出入，无不升降……四者之有，而贵常守。"气升已而降，降已而升，入而能出，出而复入，阴阳相贯，如环无端。气的升降与出入相互依存，推动着人体气血、脏腑、经脉以及呼吸等功能活动，共同维持正常的生命活动。人体之气升降出入的"常守"是生命的常态，而升降出入失常则是生命的病态。周学海《读医随笔·升降出入论》指出："升降出入者，天地之体用，百病之纲领，生死之枢机也"，"其在病机，则内伤之病，多病于升降，以升降主里也；外感之病，多病于出入，以出入主外也。……升降之病极，则亦累及出入矣；出入之病极，则亦累及升降矣"。

李乾构教授认为，脾胃位于中焦，以升降出入正常，化生气血，保持人体正常生命活动。因此，治疗脾胃病，应重视和法，调节脾胃气机，强调"和为贵、通为顺、稳则健"。德国哲学家黑格尔有关矛盾辨证法的表述："某物之所以是有生命的，只是因为它本身包含着矛盾，因为它正是那个能够把矛盾包括于自身并把它保持下来力量。"我们可以认为，这个力量就是"和"。李乾构教授认为，人体阴阳、气血、营卫、脏腑之间的协调关系，是以后天之本脾胃运化产生和调节的这种力量，这也是保证人之正常生命活动与人体表里内外和谐健康的基础。一旦人体失去这种协调平衡，就会广生多种病变，表现为阴阳气血失和的复杂证候。而这些复杂证候的病机根本均在于升降出入。因此，在脾胃病治疗中，运用和法调节脾胃气机，是很重要的。

## 参考文献

[1] 王新颖，齐京. 关幼波气血辨证探析 [J]. 北京中医药，2011（12）：898-900.

[2] 徐江雁. 儒乃达儒，医是名医——记京城名医关幼波 [J]. 北京中医，2005（06）：333-334.

[3] 刘立群，赵伯智. 运用关幼波"痰瘀"学说理论治疗慢性肝炎体会 [J]. 北京中医，2001（01）：16-17.

[4] 贾满仓，朱薇. 黄疸退黄法探析 [J]. 河南中医，2005（04）：77.

[5] 刘燕玲，柳诗意，郭鹏. 关幼波治疗急性肝炎辨证方法的临床应用 [J]. 北京中医，2012（05）：16-17.

[6] 郭峰. 运用"关氏三法"辨证治疗黄疸病心得 [J]. 中国中医药现代远程教育，2014（18）：8-9.

[7] 田代华. 中医文献导读 [M]. 北京：人民卫生出版社，2006.

# 第二部分

# 李乾构教授学术思想与临床经验

## 一、李乾构教授学术思想概述

　　李老师认为，脾胃为后天之本，气血化生之源，为人体正常生理活动根本，水谷精微之气以及体内运行的气血均与脾胃的正常生理活动有关，脾的生理特点是喜燥恶湿，以升为顺。脾主运化，一方面要运化水谷精微，另一方面要运化体内水湿。脾主升清，主统血，主肌肉、四肢，开窍于口，其华在唇。如果脾的运化失常，则水湿内蕴，影响气机。而五脏六腑皆禀气于胃，胃以降为顺，以通为用。脾为胃行其津液，通过脾胃的共同作用，使水谷精微营输布周身。脾与胃一升一降，一纳一运。共同完成人体的消化吸收和转运输布功能。脾主运化的功能主要是依赖脾气，若脾气旺盛，则脾能健运，饮食水谷的消化、吸收与运输功能即正常；若脾胃气虚，则脾失健运，消化、吸收、运输饮食水谷精微的功能失常，就会出现食欲减少、胃脘胀痛、大便异常、体乏无力等症状。胃气亏虚、胃失和降则气逆于上，就会出现恶心、呕吐、嗳气呃逆、嘈杂反酸等症状。因此，李老师认为，脾胃病的临床表现实际上是脾胃纳运功能失职的结果，而导致脾胃纳运失职的根本原因就是脾胃亏虚。人体机能是否旺盛，取决于脾胃功能是否正常运行。凡大病者，都可以从脾的功能是否正常入手论治。脾气健运则正气充足，抵抗疾病能力增强，邪气衰弱，病能去之大半！治疗脾胃病，应以调补脾胃作为根本治法，同时注意痰、湿、瘀、毒等病理产物对人体的影响，发挥整体观念、辨证论治的理论精髓，兼顾调补肝肾，注重病后的心理和生活调摄。

## （一）李乾构教授谈临证体会

### 1. 四诊要合参，缺一不可

中医诊断依据望闻问切四诊，四诊各有其特点和作用。四诊是相互联系、相互补充，临证时要四诊合参，才能作出全面的正确的判断。若片面强调切诊的重要而舍弃其他三诊不用，就得不到全面、客观的资料，就会导致诊断的片面性，甚至发生错误的诊断，导致用错误的治法和方药而损害患者的身体健康。所以，中医诊断要靠望闻问切四诊，缺一不可。

有的医生为了炫耀自己的医术高明，不等患者述说病情，切脉之后就开方治病。而有些病人崇拜只切脉就会看病的医生，使得只切脉看病的医生有了市场。如此看病，一是不符合中医理论，二是会误诊和损害患者的身体健康。再者，中医脉象讲有28种脉象，而疾病有上千种，平均一种脉象要分管几十种病，你凭什么断定这个患者的这种脉象就是萎缩性胃炎而不是溃疡性结肠炎？所以说单靠切脉诊断疾病是不科学的，而要四诊要合参，缺一不可。但望闻问切四诊中有所侧重是允许的，如心血管科的医生重视切诊，消化科的医生重视望诊望舌苔等等。

### 2. 望舌须与辨证相结合

望诊是医生运用视觉对患者外部情况进行观察，以了解健康状况、测知病情的方法。中医望诊的内容主要包括：全身望诊（望神、望色、望形、望态），局部望诊（望头面、五官、躯体、四肢、二阴、皮肤），望舌（望舌质、舌苔），望排出物等。在临床中门诊医生望诊主要望患者的脸部、唇部的气色和舌质、舌苔。望舌质、舌苔必须与辨证结合。例如患者舌质红、舌面有裂纹者多为伤津之象，可见于阴虚患者，亦可见于温热病伤津患者。阴虚伤津者，常伴有咳嗽痰少（或痰中夹血）、咽干口燥、五心烦热、盗汗颧红等症。温热病伤津者，常伴有唇齿干燥、渴欲饮水、皮肤干涩、溲赤便结之象。两者虽舌象近似，而病机有别，见证迥异，治法亦当不同。所以，临证时望舌须与辨证相结合。

### 3. 百病皆生于气

气血是维持人体正常生命活动的基本物质，气的正常运动可化生精、气、血、津液等精微物质以维持人体脏腑的正常功能，实现人体与外界天人相应的动态平衡。若气的运动失常则诸病可生，故中医有"百病皆生于气"之说。我们平日说的百病皆生于气的气是指生气的气，是说生气着急、情绪波动、七情失调会损伤五脏六腑的功能而生病。而中医理论中的气病还有气虚、气郁、气滞、气陷、气脱、气逆等，这些都会影响脏腑功能而生病，临证中要注意分辨。

### 4. 健脾与运脾应用区别

脾主运化是脾的生理功能，脾的运化功能包括运化食物精微和运化水湿两个方面。若各种病因损伤脾胃导致脾不能运化，若是脾气虚弱运化功能失职则可出现食欲不振，食后饱胀，大便稀溏，四肢乏力，肌肉消瘦，少气懒言，舌淡苔白，脉象细弱等脾气虚弱的症状。要用健脾法补气健脾，方选四君子汤加味治疗，药用党参、白术、茯苓、甘草、陈皮。若是脾虚不能运化水湿，湿邪困脾，则可出现口黏纳呆，胸闷呕恶，脘腹痞满，浮肿便溏，神疲乏力，头重如裹，肢体沉重，舌苔白腻，脉细濡缓等脾虚不能运化水湿的症状。要用运脾化湿法补气运脾，方选参苓白术散加味治疗，药用党参、苍术、炒薏苡仁、六一散、肉豆蔻。临床上应用健脾法与运脾法的目的都是要恢复脾主运化的生理功能，但在临证选方用药是有区别的。

### 5. 治肝病的疏肝泻肝柔肝法

肝的主要生理功能是主疏泄和藏血，其性刚强，肝喜柔而恶燥，肝气太过与不及均可致病，临床上治疗肝病常用疏肝法、柔肝法、泻肝法。

（1）疏肝法：适用于肝气郁结证，症见胸胁满闷，喜善太息，嗳气纳呆，脘胁疼痛，咽中如物梗阻而吞吐不利，月经不调兼有乳房胀痛等症。治宜用疏肝法，方选柴胡疏肝散加减。

（2）泻肝法：适用于肝火上炎证，症见烦躁易怒，两胁灼痛，头痛昏胀，耳鸣耳聋，面红目赤，口苦咽干，失眠多梦，便秘尿赤等症。治宜用泻肝法，方选龙胆泻肝汤加减。

（3）柔肝法：适用于肝血不足证，症见胁痛隐隐，眩晕头痛，耳鸣耳聋，体乏无力，失眠多梦，四肢麻木等症。此因血虚不能养肝所致。治宜用补血柔肝法，方选四物汤加减。

### 6. 治病要先明病因

徐灵胎曰："凡人所苦，谓之病，所以致此病者谓之因。"医生临证治病，要问清病因后再辨证施治。如胃痛一病，有因过食生冷引起胃痛，有因暴饮暴食引起胃痛，有因暴怒生气引起胃痛，有因脾胃虚弱引起胃痛，有因胃阴不足引起胃痛。食冷胃痛治以温中散寒；多食胃痛治以消食导滞；生气胃痛治以疏肝理气；脾虚胃痛治以补益脾胃；阴虚胃痛治滋养胃阴。如此，不治胃痛而胃痛自愈，此即治病求本之意。

### 7. 辨证之要是抓主证

中医诊病讲究辨证论治，李乾构教授提出要抓主证候进行辨证论治。以胃脘痛为例，中医学院统编教材《中医内科学》和全国中医内科学会编写的《今日中医内科》将胃脘痛分为寒凝证、气滞证、瘀血证、食积证、火郁证、湿热证、虚寒证、阴虚证八个证候进行辨证论治。李乾构教授认为，胃脘痛在临床上以脾虚气滞证最多见，因此，要抓住胃脘痛脾虚气滞证这个主要证候进行辨证论治，其他的证候是次要证候进行方药加减即可。

胃脘痛脾虚气滞证。辨证：脾虚失运，肝气犯胃。治法：健脾疏肝，理气止痛。方药：四君子汤合柴胡疏肝散加减。兼见寒凝证，加生姜、高良姜；兼见食积证，加神曲、内金；兼见湿热证，加茵陈、黄芩；兼见火郁证，加龙胆草、黄连；兼见阴虚证，加沙参、玉竹；兼见阳虚证，加附子、干姜；兼见血虚证，加当归、白芍；兼见血瘀证加丹参、三七。另外，还要随兼见症状加味：兼见脘腹痞满，加枳实、厚朴；兼见胸胁胀痛，加柴胡、郁金；兼见大便滑泄，加赤石脂、石榴皮；兼见大便黏液，加苍术、苡仁；兼见大便不畅，加大黄炭、焦槟榔；兼见疼痛剧烈，加元胡、白芍；兼见眠少梦多，加酸枣仁、夜交藤；兼见口苦、口臭，加大黄、藿香；兼见烧心，加吴茱萸、黄连；兼见反酸，加海螵蛸、瓦楞子；兼见嗳气呃逆，加丁香、柿蒂。

## 8. 说说治则与治法

治则是指治疗疾病必须遵循的基本原则，是中医学基础理论的重要组成部分。治则与阴阳五行、脏腑经络、病因病机、诊法辨证等理论，构成了一整套理、法、方、药完整的中医辨证论治的理论体系。它在治疗上是临床各科必须遵循的基本原则，对立法、处方、用药均有重要的指导意义。治则主要有治病求本、扶正祛邪、调整阴阳、寒者热之、热者寒之、虚者补之、实者泻之等内容。

治法是指治疗疾病的具体治疗方法。例如各种疾病从邪正关系来说，不外乎邪正斗争、消长、盛衰的变化。因此，在治疗上，扶正祛邪就成为治疗的基本原则。在这一总的原则指导下，根据具体情况所采取的益气、养血、滋阴、补阳等治法，就是扶正的具体治法，而解表、发汗、泻下等治法，就是祛邪的具体治法。

治则与治法是有区别的，概括地说治则是治疗疾病的总的指导原则，治法是治疗疾病的具体方法。

## 9. 丹溪的"六郁学说"

"六郁学说"是朱丹溪学术思想的重要内容。

郁者郁滞不通，结聚而不得发越也。《素问·六元正纪大论》将郁证以五行分之（木郁、火郁、土郁、金郁、水郁）。朱丹溪在《内经》五郁的基础上，综合了六淫、七情等内外致病因素，结合自己的临床实践，创立了"气郁、湿郁、痰郁、火郁、血郁、食郁"的"六郁学说"。

他认为各种疾病多起于郁。并创立了治郁名方——越鞠丸以行气解郁，《丹溪心法》曰："越鞠丸，解诸郁"，主治六郁。

越鞠丸方由香附、川芎、栀子、苍术、神曲组成，具有行气解郁的功效。方中用香附行气解郁以治气郁；川芎活血化瘀以治血郁；栀子清热泻火以治火郁；苍术燥湿健脾以治湿郁；神曲消食导滞以治食郁。

朱丹溪认为六郁是最主要的致病邪气，但"凡郁，皆在中焦"，以中焦致郁者多。朱丹溪认为六郁之间常常互相影响，其中以"气郁"为先，气机升降出入当和顺通畅，气血调和则病无所生，脾胃调和最为重要，气血冲和而六郁乃解。故临床论治主张升降气机，调和脾胃，而不是一味用行气之药开发郁结，强调升降中焦脾胃之气，使脾胃调和，气机通畅，纳运升降功能正常而祛邪解郁。

## 10. 小议通法

中医理论认为诸痛之因，概而言之是"不通则痛"（气血不通、经络不通等），诸痛之治，一言以蔽之曰"通则不痛"。然而，通之法各有不同，如调气以和血，调血以和气，通也；上逆者使之下降，下降者使之上升，中结者使之旁达，通也；寒者温之使通，热者清之使通，虚者补之使之通，实者泻之使之通，均为通之法。特别是治疗脏腑疾病中的腑病更离不开应用通法。中医理论六腑以通为用，以胃病为例，胃病是胃的气血凝滞不通，胃失通降，气机阻滞所致。因此治疗胃病要着眼于通。"通"不仅仅是通下，泻下通腑，而是指广义的"通"，凡是通畅气机、疏通壅塞、消通郁滞者均可谓之通。如因气滞导致的胃痛，治以疏肝理气是通，可选用中药香附、郁金疏肝理气止痛；因瘀血导致的胃痛，治以活血化瘀是通，可选用中药丹参、三七活血化瘀；因食积导致的胃痛，消积导滞是通，可选用中药莱菔子、鸡内金、山楂消积导滞止痛；因寒凝导致胃痛，温胃散寒是通，可选用中药生姜、干姜、高良姜温胃散寒止痛。若胃病及脾，脾胃同病，脾胃同治。脾胃为后天之本，同居中焦，互为表里，脾气主升，胃气主降，脾以升为健，胃以降为和。脾与胃升降相应，在生理功能上相互依存，在病理表现上相互影响，所以中医往往将脾与胃同时称谓脾胃。故治胃病要以和中通降为法，兼升健脾气，例如脾虚证用党参、白术、茯苓、甘草健运脾气，同时要加用陈皮、法半夏和中降胃气，脾胃同治。

通法在临床上广泛应用，对六腑通降失常所致的急性腹痛症皆可用通法治疗。如临床上用大承气汤治肠梗阻，用大黄牡丹皮汤治阑尾炎，用大柴胡汤治胆囊炎，用清胰汤治胰腺炎等急性腹痛症，处方中用芒硝、大黄泻腑通降，对传导失司导致的气滞血瘀疼痛甚效。《古今医鉴》曰："不通则痛，气血壅滞也，通则不痛，气血调和也。"

## 11. 对"治病求本"的认识

中医治病讲究辨证论治，在辨证论治时又十分强调"治病求本"。什么是"治病求本"？历代医家对"本"的认识不尽相同。有的认为"生之本，本于阴阳，治病求本"就是要调和阴阳；有的认为"人以胃气为本""治病求本"就是要"顾护胃气"。

李乾构教授认为"治病求本"的"本"有三层含义：一是指治病要寻求引起疾病的根本原因。治病求本首见于《素问·阴阳应象大论》的"治病必求于本"，告诫医者在错综复杂的临床表现中要探求导致疾病发生的根本原因，宜采取针对疾病根本原因确定正确的治本方法。这是几千年来中医临床辨证论治一直遵循着的基本准则。任何疾病的发生、发展，总是通过若干症状而显示出来，而这些症状只是疾病的现象而不是本质。只有通过综合分析，透过现象寻找到本质，找出原因，才能确立适当的治疗方法。治病求本的第二层含义是顾护脾胃，因为任何疾病的发生都会损伤脾胃，脾胃为后天之本，治病求本就是治病要顾护脾胃。治病求本的第三层含义就是患者的主诉，主诉是患者来医院求诊并希望解除的痛苦之处，医生治病的目的就是要消除患者的痛苦，解决患者的主诉。以治疗胃痛来说，患者主诉胃痛一周，医生要以缓解胃痛作为首要任务，这是急则治标。引起胃痛的疾病有慢性萎缩性胃炎、慢性非萎缩性胃炎、功能性消化不良、胃溃疡、十二指肠球部溃疡、十二指肠球炎等，患者今天以胃痛来求诊，医生治疗就要针对胃痛进行辨证论治，待胃痛缓解以后再治导致胃痛的病。其实，在辨证论治缓解胃痛的过程中也包含了"治病求本"，患者因暴饮暴食导致的胃痛，中医诊为食积，辨证为宿食停滞证，治以消食导滞，方药选保和丸加减治疗。导致本案患者胃痛的病因是暴饮暴食，今用消食导滞法治疗是针对暴饮暴食的病因，贯彻了"治病求本"的理念。

### 12. 说说"标"与"本"

"标"与"本"是中医治疗疾病时用以分析各种病证的矛盾，分清主次，解决主要矛盾的治疗理论。"标"即现象，"本"即本质。"标"与"本"是互相对立的两个方面。"标"与"本"的含义是多方面的。从正与邪来说，正气为本，邪气为标；以疾病而说，病因为本，症状是标；从病位内外而分，内脏为本，体表为标；从发病先后来分，原发病（先病）为本，继发病（后病）为标。总之，"本"有主要方面和主要矛盾的含义，"标"有次要方面和次要矛盾的意义。疾病的标本关系不是绝对的，在一定条件下，可以互相转化。因此，在临床中要认真观察，注意掌握标本转化的规律，以便正确地不失时机地进行有效的治疗。原则上是"急则治其标，缓则治其本"。李乾构教授在临床上治病多采用"标本同治"。

### 13. 浅说审证求因

"审证求因"是中医学在诊疗过程中探求疾病病因的思辨方法。"审证求因"的"证"是证候，包括了四诊和理化检查所得，证候全面而又具体地反映了疾病的特征、性质和在这个阶段的主要症结。辨证求因的"因"是病因，产生疾病的病因除了六淫、七情、饮食劳倦等通常的致病因素之外，还包括在疾病过程中产生的病理产物如气滞、血瘀、痰湿、湿热等。

李乾构教授认为"审证求因"包括三个部分内容：一是"审证求

因"要考虑时令、环境、体质等非直接致病因素对人体疾病的影响；二是"审证求因"是在古代哲学思维（包括整体宏观思维、形象类比思维、恒动变易思维、直觉体悟思维）的影响下形成发展起来的，其中以整体宏观思维为主；三是要运用系统科学相关理论分析中医"审证求因"的思辨方法。"审证求因"就是通过望、闻、问、切四诊和理化检查所得的表象信息，加以分析、综合以求得疾病的本质，为临床治疗提供依据。

例如：患者主诉发热一天，伴有恶寒、头痛、无汗。望舌苔薄白，切脉浮，辨证分析病属初起，诊断为外感表证的发热，进一步要辨别是外感风热还是外感风寒。根据发热恶寒、头痛、无汗辨证为外感风寒，治宜用辛温解表散寒法，方药可选麻黄汤或桂枝汤加减治疗。

### 14. 说说同病异治

同病异治是指同一个病，由于发病的时间、地区、患者的体质或疾病所处的阶段不同，临床上所表现的证候各异，因此，治法也不一样。例如感冒，某人在北京患感冒与在海南岛患感冒临床上所表现的证候是不一样的，治法也就不一样：某人在北京冬天患感冒，初起多为感冒风寒证，治宜用辛温解表法，方选桂枝汤加减治疗。同一个人在海南岛冬天患感冒，初起多为感冒风湿证，治宜用祛风化湿解表法，方选新加香薷饮加减治疗。

### 15. 扶正与祛邪

疾病的过程就是正气与邪气相互斗争的过程。正邪力量的消长决定疾病的发展与转归。邪胜于正则病进，病情加重；正胜于邪则病退，病情减轻。因而治疗疾病就是要扶助正气，祛除邪气，改变正邪力量的对比，使疾病向痊愈的方面转化。所以扶正祛邪是指导临床治疗的重要原则。

扶正就是使用扶助正气的药物或疗法，并配合适当的营养和功能锻炼等辅助方法以增强体质，提高机体的抗病力，从而驱逐邪气，以达到战胜疾病恢复健康的目的。这种扶助正气以抗邪的原则适用于虚证，所谓"虚者补之"就是扶正治则的具体运用。临床上常用的补气法、养血法、滋阴法、温阳法都是在扶正治疗原则指导下根据具体情况所制定的治疗方法。

祛邪就是利用驱除邪气的药物或疗法，以祛除病邪，达到邪去正复，恢复健康的目的。这种治疗原则适用于实证，所谓"实者泻之"就是这一原则的具体应用。临床上常用的汗法、吐法、下法、清热法、利湿法、消导法、行气法、活血法都是在这一原则指导下，根据邪气的不同情况而制定的具体治疗方法。

扶正和祛邪是相互联系的两个方面，扶正是为了祛邪，是通过增强正气的方法，祛邪外出从而恢复健康，即所谓"正足则邪自祛"。祛邪是为了扶正，消除致病因素的损害而达到保护正气恢复健康的目的，即所谓"邪去则正自安"。扶正与祛邪是相辅相成的两个方面。因此，临床运用扶正祛邪这一原则时，必须仔细地分析正邪力量的消长情况，区别主次，才能运用恰当。

### 16. 介绍关老治痰四要

李乾构教授 1964 年拜关老为师，跟关老抄方学习，关老治痰四要是重要的临证经验。痰是病理产物，又是致病因素，所以，有痰必除。关老治痰四要的内容是：

一是见痰休治痰，辨证求根源。见痰休治痰即是说要审证求因治病求本，要从证候特点及整体观念出发而辨证治"痰"，或治已生之痰，或阻断生痰之源，以求治其根源。

二是治痰必治气，气顺痰自去。气为血帅，气血流畅则脾气散精，水道通调，痰无以生。如痰已生，气机流畅则痰可随之消散。气郁者用郁金、合欢花疏肝解郁；气虚者用黄芪、党参补益中气；气逆者用降香、旋覆花降逆顺气；气陷者用黄芪、升麻、柴胡补气升陷。"治气"能使人体气机通顺，方可阻断生痰之源，已生之痰亦能迅速消散。

三是治痰要治血，血活则痰劫。气为血之帅，血为气母，气血相互为用，气血流畅则津液并行，无痰以生。所以治痰要治血，血活则痰易化易劫。要在治痰处方中加活血化瘀的丹参、三七等中药。

四是治痰要辨证，论治疗效奇。关老的临床经验，慢性病疑难怪病从痰论治，湿痰：痰白量多，稀而易咯，身重嗜卧。治宜燥湿化痰，用陈皮、法半夏。热痰：痰色黄稠，心胸烦热，舌苔黄。治宜清热化痰，用竹茹、瓜蒌。寒痰：痰白而稀，畏寒肢冷。治宜温化寒痰，用麻黄、胆南星。燥痰：痰少难咳，偶带血丝，舌红咽干。治宜润肺化痰，用紫菀、款冬花。风痰：痰多泡沫，体胖眩晕，四肢麻木。治宜息风化痰，用白芥子、天竺黄。顽痰：痰稠胶固，癫狂惊悸。治宜荡涤顽痰，用礞石、猴枣。气痰：痰聚咽喉，咳吐不出，如物梗阻。治宜利气化痰，用橘红、桔梗。

### 17. 关老倡导十纲辨证

中医理论有八纲辨证。李乾构教授老师关老倡导十纲辨证。

关幼波教授临证七十多年，既保持中医阴阳表里寒热虚实八纲辨证，又重视气血辨证，关老认为气血辨证在临床诊疗中十分重要，应该把气血辨证增加到八纲辨证中去而倡导十纲辨证。关老的十纲辨证丰富和发展了中医理论。

气血是维持人体生命活动的基本物质和动力源泉。关老治各种肝病不论辨什么证，都会在处方中加用调理气血的中药，如气虚加用黄芪、党参；气滞加多用橘红、香附；气逆加用旋覆花、代赭石；气陷加用黄芪、升麻、柴胡；血虚加用当归、阿胶；血滞加用桃仁、红花；血瘀加用丹参、泽兰；血热加用丹皮、赤芍；出血加用仙鹤草、三七。

李乾构教授临床体会：在辨证论治的基础上，加上调理气血的中药，的确可以加快症状的消除和提高临床疗效。

### 18. 治病要宏观辨证与微观辨证相结合

李乾构教授治病主张宏观辨证与微观辨证相结合。中医治病是通过望、闻、问、切四诊搜集症状舌象脉象资料，经过分析后诊断为某病某证，依据病证确定治法，依照治法选方用药，这是中医的辨证论治，可称为宏观辨证。临证中还要针对理化检查的异常结果加用中药治疗，这是辨病论治，可称为微观辨证。

李乾构教授主张治病要宏观辨证与微观辨证相结合。临证时应将这两种医学相结合，取长补短，优势互补。关老诊治肝病时，除了宏观辨证施治外，还针对肝功异常指标加中药治疗，如胆红素高加茵陈；谷丙转氨酶高加用五味子降酶；HBsAg 阳性，多为正虚余毒未清，加用虎杖，重用黄芪治疗。

在关老的启发下，李乾构教授治萎缩性胃炎除按中医进行辨证论治外，还与微观辨证治疗相结合。如胃镜下胃黏膜暗红，或黏膜粗糙不平，有结节隆起呈颗粒状，认为是瘀血阻滞，加丹参、三七以活血化瘀；见黏膜充血、水肿、糜烂，认为是湿热中阻有炎症，加蒲公英、黄芩、黄连清热燥湿以消炎；见有胃溃疡，加乌贼骨、贝母以促进溃疡愈合；见有出血点，加仙鹤草、三七粉以宁络止血；见胆汁反流，加乌梅、山楂、白芍，取其酸性来中和十二指肠液的碱性；胃液分析见胃酸分泌升高时，加用能治酸的海螵蛸、煅瓦楞、煅牡蛎来中和胃酸。

## （二）李乾构教授谈现代医家治疗脾胃病

### 1. 浅说人体体质

古希腊的希波克拉底提出过"体液学说"，王琦教授有"中医体质学"专著，"体质"一词已逐渐被医学界所认识、研究和应用。什么是体质？体质是指人体生命过程中，在先天禀赋和后天获得的基础上形成的形态结构、生理功能和心理状态等方面综合的、相对稳定的固有特质，是人类在生长发育过程中所形成的与自然、社会环境相适应的人体个性特征，表现为结构、功能、代谢以及对外界刺激反应等方面的个体差异性，对某些病因和疾病的易感性，以及疾病转变转归中的某种倾向性。

它具有遗传性、个体差异性、群类趋同性、相对稳定性和动态可变性等特点。人体体质不同，发病倾向也不同。了解体质可以分析与疾病发生的相关性，也可以指导养生保健。认识了自己的体质，可采取措施来改善自己的体质，对于好发的疾病可以做到早预防，推迟或消除疾病的发生。

### 2. 补充王琦教授的九种体质学说

王琦教授设立课题对国人的体质进行了研究，结题时邀请李乾构教授参加科技成果评审，评审专家对王琦教授的中医体质研究成果给予很高的评价。由中华中医药学会发布了王琦教授的九种体质（平和质、气虚质、阳虚质、阴虚质、痰湿质、湿热质、瘀血质、气郁质、特禀质）学说。李乾构教授同意王琦教授将人群体质分为九种基本类型的观点，并认为还要补充一种血虚体质。血虚体质多因失血过多，或因脾胃虚弱化生血的功能不足而导致的体质状态。表现为头晕乏力、心悸怔忡、面色不华、唇舌爪甲、色淡无华、手足麻木、关节屈伸不利，两目干涩、视物昏花、舌质淡红、脉象沉细。为此，李乾构教授认为人体有十种体质。

### 3. 幽门螺杆菌

巴里·马歇尔在 1981 年发现幽门螺杆菌。1981 年澳大利亚皇家珀斯医院的病理科医师罗宾·沃伦和实习医师马歇尔在开展一项研究中发现胃黏膜标本上存在细菌，用四环素治疗 1 例胃内有细菌的老年胃炎病人，胃炎症状改善。随后开展研究，试图分离出这种细菌，反复培养 36 次均未获得成功。直至 1982 年 4 月做的第 37 次培养时，由于正值复活节休假，培养皿不经意地培养了 5 天，他们看到了菌落。1982 年 10 月 22 日在澳大利亚皇家内科学会的会议上，他们首次报告了这种细菌与胃炎相关。随后于 1983 年他们在《柳叶刀》杂志上以信函的形式报道了在 135 例胃黏膜活检标本上发现了弯曲状或 S 状杆菌，专家学者们命名这种细菌为幽门螺杆菌。

### 4. 幽门螺杆菌的命名

马歇尔从胃内分离出的这种细菌，其形状类似于弯曲菌属，暂称之为"未鉴定的弯曲状杆菌"。由于这种细菌寄生的特定部位在胃窦部幽门部，国内学者翻译为"幽门弯曲菌"。进一步研究发现该菌有两种形态特征，在体内呈螺旋状而在体外则呈杆状，我国杨海涛教授于1991年把这种细菌翻译为"幽门螺杆菌"，现在全国通用这个名称——幽门螺杆菌。

### 5. 幽门螺杆菌分型

对幽门螺杆菌抗体检测可检测出（Helicobacter pylori，HP）有多项毒力因子，从而区分HP高、低毒型，这对疾病程度的估计、预后发展及临床治疗均有重要的指导意义。幽门螺杆菌检测分型可分为二型：Ⅰ型毒株为高致病性HP，致病力强，感染后易引起胃部疾病。Ⅱ型毒株为低致病性HP，致病力弱，感染后不易引起胃部疾病。

### 6. 幽门螺杆菌的感染率

我国2001年至2004年在全国20个省、自治区、直辖市40多个中心对自然人群中HP流行病学进行调查，结果显示：我国HP感染率为40%～90%，HP感染率最低的是广东省为42%，HP感染率最高的是西藏为90%。近年来随着生活条件的改善和防治措施的普及，发达国家和发展中国家HP感染率均呈下降趋势。把本调查和十年前广东的调查对比，HP感染率下降约10%。世界范围内成人HP感染率为50%～80%。

### 7. 幽门螺杆菌传播方式

HP传播途径至今尚未完全明了，但多数研究认为，在自然环境中，人是唯一传染源，人与人之间的传播是唯一传播途径，通过口—口、胃—口传播已被肯定，粪—口传播在贫困和水源被污染地区有报告，通过其他途径如宠物、昆虫传播未被证实。

### 8. 能抑杀幽门螺杆菌的中药

幽门螺杆菌感染属于中医学的外邪侵入胃腑，临床表现多见湿热证，要用清热化湿的方药治疗。有学者用 200 味中药对幽门螺杆菌分别进行体外药敏试验，药敏试验结果有 38 味中药有较好的抑杀幽门螺杆菌的作用。抑杀幽门螺杆菌强弱依次为：黄芩、黄连（抑菌环 25 mm），大黄、黄柏、桂枝、地丁、玫瑰花、土茯苓、良姜、乌梅、山楂、厚朴、枳实、白芍、香附、地榆、连翘、茵陈、苦参、槟榔、五味子、黄芪、丹参、三七、艾叶、荜茇、草豆蔻、瓜蒌、远志、金樱子、旱莲草、麦冬、元胡、苍术、女贞子、川楝子、黄精、侧柏叶（抑菌环 9 mm）。另有学者用治胃病的 53 味中药分别对幽门螺杆菌进行抑菌试验，结果黄连、大黄、乌梅、丹参、三七有较强的抑杀幽门螺杆菌的作用。李乾构教授在临床上在中医辨证论治的基础上，参考体外抑菌试验，选用 2～3 味对幽门螺杆菌有抑菌作用的中药加入处方中，既可根除幽门螺杆菌，又可提高中医治疗胃病的疗效。

### 9. 治胃病要根除幽门螺杆菌

幽门螺旋杆菌（HP）是 1983 年澳大利亚皇家珀斯医院的马歇尔和沃伦从胃炎病人的胃黏膜中分离出来的。这个发现给认识胃炎、消化性溃疡带来了新观念（无菌性溃疡）。1994 年 WHO 将 HP 列为甲类生物致病因子。1992 年 4 月在广州召开的全国幽门螺杆菌主题学术研讨会上，消化病学专家一致认为 HP 是慢性活动性胃炎的病原菌，是消化性溃疡的重要致病因子，与胃癌和胃黏膜相关性淋巴瘤的发生有重大关系。

经调查，我国是 HP 感染较高的国家，HP 在我国自然人群中的感染率为 40%～60%，胃溃疡 HP 的感染率为 70%～80%，十二指肠溃疡的 HP 感染率为 80%～100%。因此，根除 HP 是治愈胃病的关键。

参考体外抑菌试验，根据中医辨证论治的治则，适当选用 2～3 味对 HP 有抑菌作用的中药，既可根除 HP，又可提高中医治疗胃病的疗效。

### 10. 根除幽门螺杆菌要辨证论治

药理研究证明：黄连、黄芩、大黄、地榆、大蒜、当归尾、丹参、高良姜、干姜、石斛、党参、白术等近100种中药均有不同程度的抑杀HP的作用。我们认为用根除HP要在中医理论指导下进行辨证论治。邪之所凑其气必虚，在灵活辨证地运用四君子汤补气健脾的基础上，随兼见证候（兼见症状）加减。如兼见食欲不振，脾胃气虚证加木香、砂仁、鸡内金、炒三仙以补益脾胃；兼见胃痛怕冷，脾胃虚寒证加桂枝、炒白芍、干姜、炮附子以温中散寒；兼见胃部重坠，中气下陷证加黄芪、升麻、柴胡、枳壳以补中升陷；兼见头晕眼花，气血两虚证加当归、川芎、白芍、熟地以补益气血；兼见失眠多梦，心脾两虚证加当归、枣仁、夜交藤以补益心脾；兼见两胁胀痛，肝脾失调证加柴胡、白芍、郁金、枳壳以健脾疏肝。兼见剧痛黑便，气滞血瘀证加丹参、仙鹤草、元胡、三七粉以理气化瘀；兼见口干舌燥，胃阴亏虚证加麦冬、生地、玉竹以益胃生津；兼见烧心，口苦，烦怒，肝胃郁热证加栀子、黄连、吴萸以清肝胃郁热。兼见胃部热痛加黄连、黄芩、元胡以清泻胃热；兼见胃凉痛加干姜、良姜以温胃散寒；兼见气怒作痛加香附、郁金以理气止痛；兼见伤食痛加莱菔子、内金、山楂以消食止痛；兼见舌苔黄厚腻加藿香、佩兰、草果以清化湿热。

### 11. 健脾清化汤治疗幽门螺杆菌感染

李乾构教授依据"四季脾旺不受邪""邪之所凑，其气必虚"的理论，认为幽门螺杆菌感染只作为外邪致病因素，它只有在脾胃虚弱，正气不足的情况下才可以附着定植于胃黏膜，导致胃炎等疾病发生。李老自拟的健脾清化汤治疗幽门螺杆菌感染，处方组成（党参15 g、炒白术10 g、茯苓15 g、甘草10 g、黄连3 g、制大黄5 g、公英15 g、丹参15 g）。方中四君子汤补气健脾，黄连、大黄清热燥湿、泻火解毒；公英清化湿热，解毒杀虫；丹参活血化瘀，以改善胃黏膜血流。诸药合理配合共奏扶正祛邪，健脾益气，清热化湿之效。李老的学术应用健脾清化汤治疗幽门螺杆菌感染的结果，根除率为80%，与用三联法、四联法根除幽门螺杆菌的疗效近似。健脾清化汤是针对幽门螺杆菌感染致病的特点，在用四君子汤健脾保护胃黏膜的同时，加抑杀幽门螺杆菌中药，在清除幽门螺杆菌的同时又改善了胃黏膜微环境，既重视局部作用又调节整体，从而达到标本兼治的目的，体现了中医辨证论治与辨病论治的有效结合。

### 12. 四君子汤益气是抑杀幽门螺杆菌的有效方

中医有"邪之所凑，其气必虚"和"百病皆由脾胃衰而生"的理论，临床上多见胃病伴有幽门螺杆菌感染的患者有面色萎黄、消瘦乏力、食欲不振、便溏等脾胃虚弱的症状。胃镜下多见胃黏膜色泽变淡，胃黏膜红白相间以白为主，黏液减少，这些均为脾胃虚弱之象。故脾胃虚弱是胃病发生发展的根本，治疗胃病伴有幽门螺杆菌感染要用四君子汤补益脾胃作为基础方。临证时要辨证地灵活应用四君子汤。

### 13. 根除幽门螺杆菌勿忘用丹参

幽门螺杆菌感染病位在胃，胃为多气多血之腑，胃病迁延反复发作为血瘀的形成和发展奠定了基础，中医有"久病入络""久病必瘀"之说。各种病因导致胃的气机阻滞、胃失和降，可直接影响胃络血液运行而形成胃络瘀阻证。胃病伴有幽门螺杆菌感染者，常见胃镜下胃黏膜暗红、水肿、糜烂或黏膜粗糙不平，有结节隆起呈颗粒状，均为瘀血征象。望诊可见舌质暗红或有瘀斑等血瘀表现，宜用丹参活血化瘀治疗。研究表明，丹参活血化瘀可以改善胃黏膜血循环灌注，增加血流量改善微循环，改善局部缺血缺氧，增加胃部营养供给，增强和保护胃黏膜的屏障功能，有利于抑杀幽门螺杆菌。

### 14. 补充益生菌有利于抑杀幽门螺杆菌

对有胃病伴有幽门螺杆菌感染者，除用中药治疗外，李乾构教授还要叮嘱患者一日三餐在餐后要喝一小罐（125 g）益菌多酸乳，益菌多酸乳含有乳酸杆菌、双歧杆菌、枯草杆菌等对人体有益的多种益生菌，有益身体健康，能增强机体抵抗力，可改变胃内环境，使之不适宜幽门螺杆菌生长繁殖，从而有利于抑杀幽门螺杆菌。

### 15. 说说胃肠息肉

胃肠息肉是指胃肠道黏膜表面隆起的赘状物病变。资料表明胃肠息肉发病率为10%左右。胃肠息肉可分为炎症性息肉、腺瘤性息肉和错构性息肉三类。胃肠息肉属于中医"癥瘕积聚"的范畴。治疗要在辨证论治的处方中加用化痰散瘀药（贝母、牡蛎、三棱、莪术、三七、蛇舌草、薏苡仁、穿山甲）。

胃肠息肉患者有以下情况必须手术治疗：

（1）一级亲属（父母、子女、兄弟姐妹）有胃癌或肠癌的。

（2）胃肠息肉大于2 cm的。

（3）腺瘤性息肉病理为绒毛状腺瘤或高级别瘤变的。

（4）居住在胃癌或肠癌高发地区而年龄又在45岁以上的。

### 16. 浅说肠上皮化生

肠上皮化生是指胃黏膜上皮被肠型上皮细胞所代替，即在胃黏膜出现类似小肠或大肠黏膜上皮细胞。肠上皮化生国外分Ⅰ型、ⅡA型及ⅢB型三型。国内分为小肠型完全肠化、小肠型不完全肠化、大肠型完全肠化、大肠型不完全肠化四型。大量研究资料表明：大肠型完全肠化或不完全肠化与胃癌的关系最为密切，可视为癌前病变。

李乾构老师对肠上皮化生用莪术治疗：在应用补益脾胃的四君子汤时，臣药白术用莪术替代，获得较满意的疗效。有学者报告莪术有逆转肠上皮化生的作用。

### 17. 浅说异型增生

胃黏膜上皮细胞增生分为单纯性增生和异型增生，异型增生又称不典型增生，为癌前病变，大多数癌前病变要发展为癌都要通过异型增生。有学者统计早期胃癌中2/3病例有异型增生。

1978年全国胃癌协作组病理组将异型增生分为轻度异型增生、中度异型增生、重度异型增生三级沿用至今。有学者随访40例重度异型增生者5年后有22例发展为癌（占55%）。

异型增生分为腺瘤型异型增生、隐窝型异型增生、再生型异型增生、球样异型增生和囊性异型增生五型。

中医治疗异型增生用四君子汤补气健脾以扶正，用莪术、白花蛇舌草、薏苡仁健脾祛湿、化瘀解毒以祛邪。有学者报告莪术能逆转肠上皮化生和异型增生。白花蛇舌草为抗癌中药。浙江大学李大鹏教授从薏苡仁中提取具有抗癌作用的薏苡仁酯，制成治疗消化系统癌症中药静脉注射剂康莱特注射液。

### （三）李乾构教授治疗脾胃病

#### 1. 脾胃病有 24 个常见证候

凡是因饮食不节、情志失调、劳倦内伤均可损伤脾胃，导致脾的生理功能异常而产生的脾胃病常见的证候有 24 个：

脾胃正虚出现的证候有五：脾胃气虚证、脾胃阴虚证、脾阳不振证、中气下陷证与脾不统血证。

中虚邪盛出现的证候有六：脾虚湿阻证、脾虚痰湿证、脾虚水泛证、脾虚血瘀证、脾虚气滞证和脾虚寒凝证。

脾胃脏腑失调出现的证候有五：脾胃不和证、心脾两虚证、脾肺两虚证、脾肾阳虚证和脾虚肝郁证。

脾胃阴阳偏衰出现的证候有四：脾阳不足证、脾阴不足证、太阴寒盛证和阳明实热证。

脾胃升降失常出现的证候有四：脾气不升证、胃浊不降证、胃气上逆证和脾胃升降失调证。

#### 2. 胃的生理功能异常出现的病症

胃为六腑之一，与脾互为表里。胃的主要生理功能是主受纳、腐熟水谷、化生气血，主通降，主脘腹、主咽部、主舌苔，与脾共主肌肉而充养四肢百骸。若胃的生理功能异常则可出现以下病症：

胃主受纳功能异常可出现饮食减少、脘腹饱胀、水谷不化等症。

胃主化生气血的功能异常可出现疲乏无力、头晕眼花、易感冒、不耐劳等症。

胃主通降功能异常则可出现脘腹饱胀、恶心呕吐、嗳气泛酸等症。

胃主脘腹功能异常可出现脘腹胀满，时有疼痛等症状。

胃主咽部，舌苔异常可出现咽喉不利、吞食梗阻，咽部焮红热痛；舌苔白、黄、厚腻，舌苔黄糙起芒刺或舌光干无苔。

胃与脾共主肌肉的功能异常可出现肌肉松软、四肢无力等症状。

### 3. 小肠病有八个常见的证型

小肠位于腹中，小肠上口在幽门处与胃之下口相接，小肠下口在阑门与大肠之上口相连。小肠与心经有脉络相互联系，故小肠与心互为表里。小肠主要的生理功能是受盛化物，泌别清浊，小肠主液、主降、主水道，小肠的生理功能异常会出现那些证候呢？

山西中医学院附属医院白兆芝教授曾对七家三甲中医院近十年小肠疾病住院的220例病人的中医证候进行了研究，研究结果：小肠疾病有八个常见的中医证型：小肠气滞证、小肠实热证、小肠湿热证、小肠瘀血证、饮留小肠证、小肠寒热错杂证、小肠津亏证、小肠虚寒证。

### 4. 大肠功能失职可导致七个证候

大肠位于腹腔，上端接小肠，下端紧连接肛门。大肠与肺有经脉相互联络，故肺与大肠相表里。大肠主要生理功能是传导糟粕和主津。

凡是感受六淫之邪，或饮食不节，暴饮暴食，恣食肥甘厚味，过度饮酒，或情志失调，命门火衰等原因，均可损伤脾胃，导致脾胃运化失职，影响大肠的生理功能失调而病。临床上大肠常见的证候有七个：寒湿中阻证、大肠湿热证、饮食积滞证、脾虚湿困证、肝脾不和证、中焦虚寒证、脾肾阳虚证。

### 5. 小肠病有五个常见病因

小肠病为临床上常见病，引起小肠病常见的发病原因有五个方面：

（1）感受外邪：小肠是与体外相通的空腔器官，外感风邪可直接侵袭小肠而致病。《灵枢·百病始生》："风雨寒热伤人，留而不去，传舍于肠胃，多寒则肠鸣飧泄，多热则溏出糜。"

（2）饮食所伤：一是饮食不节。暴饮暴食使宿食停于小肠而壅滞不通，可出现腹满疼痛、嗳腐吞酸、泻下臭秽等症。二是饮食不洁。吃进腐烂变质食物，伤害肠胃致使纳化受盛泌别清浊功能失司，可出现呕吐腹痛泄泻等症。三是饮食偏嗜。过食五味，偏嗜肥甘厚味，过度食用蒜、辣椒、香料、咖啡、调味品等刺激性食物直接损伤肠胃，导出现脘痛、腹痛、腹满、便血等症。

（3）情志失调：过度的七情变化可使肝气郁结，小肠功能紊乱，化物失常而出现腹满不食、大便溏泄等症。

（4）劳逸过度：长期伏案工作，用脑过度可使脾与小肠运化迟缓，气血运行失调，出现四肢乏力、精神萎靡、食欲减退等症。过度安逸，"久卧伤气，久坐伤肉"，亦可损伤脾与小肠而出现上述病症。

（5）他脏病变累及：如《素问·气厥论》曰："膀胱移热下小肠，鬲肠不便，上为口糜。"《辨证奇闻》曰"肾寒则小肠亦寒"。《张氏医通》曰："胃中有热，而肠中亦为热邪奔迫可知。"脾阳虚衰可致小肠阳气不足，则化物与分清泌浊障碍，见腹部冷痛、喜温喜按、便溏清稀、完谷不化、纳少等症。

### 6. 内伤脾胃，百病由生

脾胃为后天之本，脾胃对疾病的发生、发展、诊断、治疗、预防、康复等方面都起着重要的作用。故李东垣说："内伤脾胃，百病由生。"

李东垣说"内伤脾胃，百病由生""百病皆由脾胃衰而生也"，这是因为中医有脾胃为后天之本，气血生化之源的理论。脾胃内伤而虚弱则不能生化气血，气血不足则内不足以维持人体的身心的活动，外不足以抗御病邪的侵袭，从而导致疾病的发生。引起脾胃损伤的病因有：饮食不节、劳役过度、情志内伤、外感时邪等。李氏认为内伤病的形成常是上述因素相互影响综合作用的结果，而又均归之于脾胃损伤。这就不难看出脾胃与健康有着紧密的联系。"脾胃损伤"的病机是脾胃气机失调、升降失司。李氏说："阴精所奉，调脾胃既和，谷气上升。"脾胃居中焦，是精气升降运动的枢纽，升则上输于心、肺，降则下归于大肠、肾，因而脾胃健运，脾升胃降，清升浊降，才能气机调和，维持人体正常的升降运动，维持"清阳出上窍，浊阴出下窍；清阳发腠理，浊阴走五脏；清阳实四肢，浊阴发六腑"的正常功能。若脾胃气虚，升降失司，则五脏六腑、四肢九窍就会发生各种病症。

### 7. 胃肠疾病多兼有气郁

据调查资料显示，我国抑郁症发病率为 3%～5%。抑郁症属中医郁病的范畴。中医有气郁、血郁、痰郁、湿郁、热郁、食郁的六郁之说。有《丹溪心法·六郁》专论。李乾构教授观点六郁之中以气郁最为多见，胃肠疾病多兼气郁。

抑郁症临床主要表现为精神抑郁、神疲、急躁易怒、失眠多梦、神情淡漠、心悸、叹息、胸闷气短、健忘、悲伤欲哭等症状。李教授在消化科诊治的疾病当中，发现大部分患者因胃肠病来诊而多兼有以上症状，辨证为脾虚肝郁证，治宜补气健脾，疏肝理气。补气健脾用四君子汤，疏肝理气用柴胡舒肝散，对女性患者还要在处方中加 1～2 味合欢花、绿萼梅、玫瑰花、代代花以增强舒肝解郁作用的花类中药。并要配合心理治疗，多做劝导安慰解释工作，有利于病的康复。

### 8. 脾虚气滞证为胃痛的主证候

中医将胃痛分为饮食伤胃证、肝胃不和证、湿热中阻证、气滞血瘀证、寒邪凝胃证、脾胃虚弱寒证、脾胃虚寒证、胃阴不足证进行辨证论治。李乾构教授认为脾虚气滞证是胃痛的主证候。

胃痛患者多诉胃痛胃胀，食欲减少，大便稀溏，体乏无力等症状。望舌体胖大，舌边有齿痕，切脉脉象细弦，这些都是脾胃虚弱气机阻滞所致。治宜补益脾胃，调理气机，方用四君子汤合四逆散加减治疗。

### 9. 脾胃学说的形成分三阶段

脾胃学说是中医学的重要内容，李乾构教授认为脾胃学说的形成有三个阶段。

第一个阶段：《内经》奠定了脾胃学说的理论基础。《黄帝内经》对脾胃的解剖、生理、病理、治疗原则等内容已有初步认识。

第二个阶段：隋唐宋朝推动了脾胃学说的发展。隋朝《诸病源候论》对脾胃病从病因、病机、证候、发病时间、脉象、预后等方面都有较全面的阐述。唐代孙思邈重视脾胃病的治疗，提倡食养和食疗。宋代钱乙在《小儿药证直诀》中强调治脾胃在儿科中的重要性。

第三个阶段：金元时期形成了系统的脾胃学说。张元素提出治脾宜守、宜补、宜升；治胃宜和、宜攻、宜降的治疗原则。对后世治疗脾胃病有很大启发。刘完素强调胃中阴液润泽对脾胃生化的作用，突出"火热论"的学术观点。这些论点为李杲著《脾胃论》打下了基础，李杲著《脾胃论》一书，创立脾胃学说。李杲提出"百病皆由脾胃衰而生"，在治法上李杲提出"惟益脾胃之药切"。这一见解至今仍有临床指导意义。

### 10. 胃痛辨证要领

胃痛是指者上腹胃部发生疼痛为主症的病症。其痛有绞痛、胀痛、刺痛、灼痛、冷痛、钝痛、隐痛之别。常见胃痛病因有八：一曰虚寒，二曰郁火，三曰气滞，四曰血瘀，五曰停饮，六曰伤食，七曰蛔积，八曰阴虚。八种病因既可单因导致胃痛，亦可多因混合致病引起胃痛。不同的病因引起的胃痛在临床上的表现是有区别的，如虚寒胃痛多喜温喜按，郁火胃痛则灼热拒按，气滞胃痛则痛窜两胁，血瘀痛则刺痛不移，停饮胃痛则痛呕水液，伤食胃痛则嗳腐酸臭，蛔积胃痛则痛甚吐蛔，阴虚胃痛则口燥咽干。胃痛的病因不同，有不同的临床表现，可作为临证诊察的依据。

### 11. 治脾胃病勿忘用四君子汤

"邪之所凑，其气必虚"，患者有脾胃病必有脾胃虚的基础，治宜补益脾胃，用四君子汤为基础方。四君子汤来源于《太平惠民和剂局方》，由人参、白术、茯苓、甘草四味组成，具有益气健脾的功能，为补气的基础方，主治脾胃气虚证。适用于食少便溏、四肢无力、面色萎黄，舌质淡红，脉象细弱等证。方中以人参为君药，甘温大补元气，健脾养胃；以白术为臣药，苦温健脾燥湿；以茯苓为佐药，甘淡健脾渗湿。白术、茯苓合用，增强健脾除湿的功能，促进脾的运化作用，以甘草为使药，甘温调中，调和诸药。四药配合，共奏健脾益气之功。本方能使脾胃之气健旺，脾的运化功能恢复正常，则可资生气血，故四君子汤为补气健脾的基本方。后世以补气健脾为主的方剂（异功散、六君子汤、香砂六君子汤、参苓白术丸等）多从四君子汤发展而来。

### 12. 要辨证地灵活应用四君子汤

四君子汤为益气健脾的方剂。临床应用时要辨证灵活地应用四君子汤。四君子汤君药人参补气健脾，但公费和医保均不能报销人参，改用作用相近的党参代替；患者如果是小孩，稚阴稚阳，且大多寒热说不清，改用太子参代替；患者有口干舌燥、伤津之象，改用北沙参；有大便干燥，改为玄参，增液行舟。四君子汤中臣药白术，补气健脾，要视病情而炮制；大便干燥，改用大剂量生白术，用 30 g 健脾通便；大便溏软、手足凉者，用炒白术；大便溏稀，如水者改用焦白术，健脾止泻；大便稀溏而排便次数多者，改用苍术，健脾止泻；患者为萎缩性胃炎，改用莪术，健脾开胃，活血化瘀。四君子汤佐药茯苓，健脾渗湿，若患者有水肿，改用茯苓皮，健脾利水；兼有失眠，改用茯神，健脾安神；若有口舌生疮，改用土茯苓，祛火解毒。四君子汤使药甘草，为调和药，一般用生甘草，用量 5～10 g。伴恶心呕吐者用 3 g，因甘可助呕，不宜多用；大便干者和脾虚者，用蜜炙甘草；若舌苔黄腻，改用六一散。大量甘草久服可引起浮肿，使用时应当注意。同时，甘草反大戟、芫花、海藻，一般不同用，以免引起不必要的纠纷。

### 13. 治胃痛要辨寒热虚实

八纲辨证中阴阳二纲是辨证的总纲。表里是指患病部位的深浅，胃痛多为反复发作的慢性病，多属里证，故治胃痛辨证的重点是辨寒热虚实，以便处方用药时寒者热之，热者寒之，虚者补之，实者泻之。若因夏天吃冷饮引起胃痛多属外寒客胃，治宜用生姜温胃散寒止痛；若胃病日久，阳虚生内寒，胃痛怕冷，手足不温，则属内寒，治宜用干姜，温中散寒止痛。嗜食辛辣、油炸、煎烤食品引起胃痛多属热邪伤胃，症见胃部灼热疼痛，痛势急迫，口干口苦，便干尿黄，治宜用大黄、黄连清泻胃热。若见胃痛隐隐，纳少乏力，为虚证。虚证有阴虚、阳虚之分：兼有口干舌燥，手足心热，舌红少津为胃痛阴虚证，治宜补益胃阴，选用沙参、麦冬、玉竹，以补益胃阴；若畏寒肢冷，喜暖喜按，口淡便溏为胃痛阳虚证，治宜温补脾胃，选用党参、附子、肉桂以温补脾胃。因气滞、食积、血瘀、寒凝、湿热引起的胃痛多为实证，治宜分别采用疏肝理气（药用柴胡、郁金）、消导食积（药用山楂、神曲），活血化瘀（药用丹参、三七），温散寒凝（药用桂枝、炮姜），清化湿热（药用黄芩、茵陈），胃痛实证多为急症，治以治标为主，药量应大些、重些，但中病即止，不可久服而伤胃。

### 14. 胃痛以脾虚为本

中医学认为"四季脾旺不受邪""邪之所凑，其气必虚""脾胃为后天之本"。人是在抗病能力下降时而容易患病。对胃来说，脾胃虚弱，纳运失职，生化无源则胃的局部防御能力减弱，胃黏膜屏障功能低下，易招致外邪入侵而生病。所以，胃痛的发病，脾胃虚弱是关键，脾胃虚弱是胃痛发病的基础。因此说胃痛以脾虚为本。所以，治疗胃痛要抓住脾虚为本这个根本，治疗胃痛要益气健脾，方选四君子汤加味（党参、白术、茯苓、甘草、黄芪）。药理研究表明：四君子汤具有抗胃黏膜损伤，增加胃黏膜的血流量和前列腺素 E2，促进胃炎、胃溃疡愈合的作用。动物实验也证明，四君子汤通过抑制或阻断脂质氧化反应，诱导或

NO 合成水平，以达到促进胃黏膜修复、愈合的目的，表明四君子汤对胃有防御和保护作用。

### 15. 胃病的根本原因是脾胃气虚

中医的胃痛病包括西医的慢性非萎缩性胃炎（浅表性胃炎）、萎缩性胃炎、胃溃疡及十二指肠球部溃疡、胃下垂、功能性消化不良等病症，临床表现为胃部疼痛、胃部胀满不适、食欲减少、大便异常、体乏无力等症状。中医辨证可将胃病辨证为饮食伤胃证、肝胃不和证、湿热中阻证、气滞血瘀证、寒邪凝胃证、脾胃虚寒证、胃阴不足证等。李乾构教授认为，脾胃气虚是导致胃病的根本原因。

中医理论胃主受纳，腐熟水谷，脾主运化，转输精微。若脾胃气虚则脾失健运，消化吸收运输水谷精微的功能失常，就会出现食欲减少、胃脘胀痛、大便异常、体乏无力等症状。若胃气亏虚、胃失和降则气逆于上，就会出现恶心、呕吐、嗳气、呃逆、嘈杂反酸等症状。所以说胃病的临床表现实际上是脾胃纳运功能失职的结果，而导致脾胃纳运失职的根本原因就是脾胃气虚。临证常看到胃病患者面色萎黄、肢体困倦，舌体胖大，舌边有齿痕，脉象细弱无力，这些都是脾胃气虚的表现。治宜补益脾胃，中医补益脾胃的代表方剂是四君子汤，这就是李乾构教授治胃病开处方，第一行四味药是四君子汤的缘由，但在临床上要辨证地灵活应用四君子汤。

### 16. 何谓急症胃痛

中医学院统编教材《中医内科学》中没有急症胃痛这个病名，急症胃痛这个病名是 1984 年搞中医急症时李乾构教授提出来的。卫生部 1983 年发文《关于加强中医医院急诊工作的意见》和 1984 年《关于成立高热等急症协作组的通知》，全国 13 个省市的 16 家三甲中医院的一批脾胃病专家，于 1984 年 6 月 7 日在北京成立了全国痛症协作组（分为胃痛与心痛两个小组），推选李老师担任胃痛组组长，牵头开展临床与实验研究。

临床中观察到，有的胃痛患者胃痛隐隐，时轻时重，反复发作而去医院门诊治疗；有的胃痛患者胃痛剧烈，坐立不安、捧腹呻吟而去医院急诊科就诊。李乾构教授认为，胃痛痛症协作组应该研究到医院急诊科就诊的胃痛患者，把到医院急诊科去就诊的胃痛取名为急症胃痛。急症胃痛定义为：是指剑突以下脐部以上部位，以突发的中度以上疼痛为主症而持续半小时以上不能自行缓解的病症。李乾构教授归纳了引起急症胃痛的主要病因有寒邪客胃、肝气犯胃、饮食伤胃、湿热阻胃、瘀血停胃、痰饮凝胃、蛔虫扰胃、诸毒损胃八个方面。急症胃痛的发病机理是以上八种因素导致脾胃损伤，胃失和降，胃的气机阻滞，胃的气血凝滞不通而引起急症胃痛的发作。急症胃痛在临床上常见气滞证、食积证、湿热证、虚寒证、瘀血证五个证型，治疗宜用理气止痛、化积止痛、清化止痛、温中止痛、活血止痛法进行治疗。

### 17. 治胃须调气血

胃为多气多血之腑，胃病多与气血有关。胃病初起多因肝郁气滞，情志为患，治宜疏肝理气，方选四逆散或柴胡疏肝散之类，基础研究表明，心理、神经等因素，往往导致肝气郁结，肝失疏泄，横逆犯胃，导致肝胃不和证，可选用柴胡、香附、郁金以疏肝解郁，调理气机。现代药理研究证实，疏肝解郁药可以调节植物神经功能，解除抑郁焦虑状态。气滞则血滞，久病入络、入血分，胃病日久则会出现血滞血瘀，症见胃脘刺痛，痛处固定，治宜活血化瘀，药用桃仁、红花、丹参、三七。值得注意的是，理气药与活血药均不宜长久服用。

### 18. 治胃勿忘和降通腑

胃为六腑之一，是五脏六腑之大源，胃主受纳腐熟水谷。各种原因侵袭胃腑，致使胃的受纳腐熟水谷功能异常，胃失和降，气机阻滞，不通则痛。脾主升，胃主降，一升一降，升降平衡，消化正常，身体健康，所以胃以和降为顺。胃以通为补。胃失和降则胃痛，治宜恢复胃的和降功能，关键要大便通则腑气通。所以，治胃勿忘和降通腑，胃痛要用大黄通降腑气，用陈、夏和降胃气。通腑用大黄，胃热便秘，用生大黄10 g后下；高龄便秘用熟大黄5 g同煎；大便正常，一日一次，用熟大黄3 g久煮；大便稀溏用大黄炭5 g同煎。

**19. 活血化瘀法在胃痛瘀血证中的应用**

胃为多气多血之腑，胃痛多表现为痛如针刺或如刀割，痛有定处，夜间痛甚，按之痛剧，舌质暗红，舌下静脉紫暗，这些症状和体征均为瘀血证，李乾构教授认为，在治疗胃痛在辨证论治的基础上加活血化瘀药，临证时要辨瘀血证的寒热虚实，分别选用自拟的温胃活血汤、清胃活血汤、补胃活血汤、泻胃活血汤活疗。

温胃活血汤治疗寒邪犯胃，气血凝滞证。药由高良姜、香附、荜茇、川芎、生蒲黄、九香虫组成。适用于胃痛夜重，痛处不移，遇冷即发，得热痛减，喜热饮食，唇舌紫暗，脉象迟弦。

清胃活血汤治疗湿热中阻，气血瘀滞证。药由黄芩、黄连、大黄、吴萸、郁金、丹参组成。适用于胃脘刺痛，灼热烦闷，嘈杂泛酸，口干口苦，便溏肛灼，舌质紫红，苔黄厚腻，脉象滑数。

补胃活血汤治疗脾胃虚弱、气血停滞证。药由黄芪、当归、党参、白术、枳实、莪术组成。适用于胃脘刺痛，或有隐痛，痛处不移，喜按喜暖，泛吐清水，纳少乏力，餐后饱胀，大便溏薄，唇舌紫暗，脉沉细迟。

泻胃活血汤治疗气滞血瘀，腑气不通证。药由黄芩、黄连、黄柏、栀子、生大黄、赤芍、元胡组成。适用于胃脘胀痛，痛如针刺，攻窜两肋，气怒痛重，牙龈肿痛，口臭口疮，大便干燥，舌质暗红，脉象弦滑。

瘀血是胃病的致病因素亦是病理产物，是运用活血化瘀法的共同基础。但见瘀治瘀，实属治标之举，还要根据中医理论辨胃痛寒热虚实，分别用温清补泻法。

**20. 治胃要重视饮食起居**

暴饮暴食，饮食不节制，超过胃的容纳量，是造成胃痛的常见病因。

日常生活中，人们过节、过生日、涨工资、升职、商业往来、托朋友办事都要请客吃饭喝酒，一吃就多而损伤脾胃，导致胃病。所以胃病治好以后一定要定时定量，少吃肥甘厚味的食品，吃易消化、少渣、少油、少刺激的食物，情绪要稳定，要早睡早起，起居有时，不要睡懒觉，要适当锻炼身体，要根据自己的身体情况，选择适合自己的锻炼项目如散步，做操，练太极拳、太极剑，打乒乓球，动静结合，疏通血脉，活动筋骨，可促进胃病早日康复。

### 21. 治脾（病）十五法

李乾构教授总结前人治脾法的基础上结合自己治脾病的体会，归纳了治疗脾病十五法：即补气健脾法、健脾化湿法、健脾清化法、温补脾阳法、补脾升陷法、补脾摄血法、补脾生血法、健脾滋阴法、补益心脾法、健脾补肺法、健脾和胃法、调和肝脾法、温补脾肾法、健脾养肝法、健脾息风法。以补气健脾法为例：

补气健脾法适用于脾气亏虚证或脾气不足证或中气不足证或脾不健运证。

主症：腹胀便溏。

次症：食欲不振，脘腹痞满，神疲乏力，少气懒言，舌淡苔白，脉象细弱。

诊断：凡具备主症和任意两项次症即可诊断为脾气虚弱证。

辨证：脾气虚弱，运化失职。

治法：补气和中，健脾助运。

方药：自拟补气健脾汤为主方进行加减。

党　参 10 g　　炒白术 10 g　　茯　苓 15 g　　炙甘草 5 g

陈　皮 10 g　　砂　仁 5 g　　黄　芪 15 g　　焦三仙 30 g

中成药可选用香砂六君子丸或香砂养胃丸。

### 22. 治胃病十五法

脾胃病为临床上常见病。李乾构教授在前人治疗胃病治法的基础上结合自己治胃病的体会，归纳了治胃十五法，即疏肝和胃法、散寒温胃法、补中益胃法、滋阴润胃法、消食泻胃法、化瘀活胃法、温中暖胃法、化湿清胃法、清热泻胃法、芳化胃浊法、疏气降胃法、化痰顺胃法、驱蛔安胃法、止血护胃法、解毒养胃法。以疏肝和胃法为例：

疏肝和胃法适用于胃病肝胃不和证。

主症：胃脘胀痛。

次症：痛窜胁背，气怒痛重，胸脘堵闷，嗳气频作，善喜叹息，排便不爽，舌苔薄白，脉象多弦。

诊断：凡具备主症和任意两项次症即可诊断为胃痛肝胃不和证。

辨证：肝气犯胃，胃失和降。

治法：疏肝和胃，理气止痛。

方药：自拟疏肝和胃汤为主方进行加减。

醋柴胡 10 g　　醋白芍 15 g　　枳　壳 10 g　　元　胡 12 g

川楝子 5 g　　陈　皮 10 g　　青　皮 10 g　　甘　草 5 g

### 23. 临床调肝十法

肝为将军之官，其性刚强，肝藏血，体阴而用阳，性喜柔而恶燥，肝气太过与不及均可致病，李乾构教授总结临床调肝十法：即疏肝解郁法、补血养肝法、泻肝清热法、柔肝滋肾法、平肝潜阳法、镇肝息风法、清肝利湿法、化瘀软肝法、暖肝温经法、温补肝阳法。以疏肝解郁法为例：

疏肝解郁法适用于肝郁气滞证，症见胸胁满闷或疼痛，善太息，嗳气频作，饮食呆滞，胃脘痛，腹痛，咽中如物梗阻，吐不利，妇女月经不调，或有乳房及少腹胀痛，情志抑郁，苔薄，脉弦。肝郁气滞多因情志不遂，肝失疏泄，气机郁滞所致。治宜用疏肝解郁法，常用方如柴胡疏肝散或逍遥散。常用药如柴胡 10 g、白芍 15 g、枳壳 10 g、香附 10 g、郁金 10 g、合欢花 10 g。随兼见症状加减。

以上调肝十法，临床上常有二证三证同见，治宜用二法三法联合应用，要灵活应用调肝十法，方能获得满意疗效。

### 24. 治胆（病）八法

临床上常见的胆病有急性胆囊炎、慢性胆囊炎、胆结石、肝内外胆管结石、胆道蛔虫症等病，多因饮食不节、情志失调、外邪侵袭、劳累创伤导致肝胆疏泄功能失调、胆腑通降不利而致病。李乾构教授对胆病的治疗常用以下八法：即利胆疏肝法、降胆清化法、泻胆解毒法、活胆化瘀法、疏胆化痰法、清胆养阴法、通胆排石法、和胆安蛔法。

以利胆疏肝法（适用于肝胆气滞证）为例：

主症：胁胀痛窜。

次症：胸闷不舒，脘腹痞满，不思饮食，嗳气欲呕，口苦咽干，目眩头晕，舌苔薄白，脉象多弦。

诊断：凡具备主症和任意两项次症即可诊断为胆病肝胆气滞证。

治疗：疏肝利胆，理气止痛。

方药：利胆疏肝汤（柴胡疏肝散合金铃子散加减）。

醋柴胡 10 g　　赤白芍 各 10 g　　江枳实 10 g　　生甘草 6 g

制香附 10 g　　延胡索 10 g　　川楝子 10 g　　虎杖片 10 g

加减：胁痛甚加郁金、娑罗子以理气止痛；呕恶者加橘皮、姜半夏以和胃止呕；痞满者加白术、厚朴；纳差加炒三仙、砂仁；气郁化热症见口苦、烦躁或潮热者加栀子、龙胆草。

临床上对治胆八法的运用要灵活变通，遇到二证或三证并见时，要二法或三法同用，并随症加减，才符合中医辨证论治的精神。

### 25. 通腑八法

饮食入胃，经过脾胃运化其精微、吸收其精华之后，所剩之糟粕最后由大肠传送而出成为大便。若肠胃受病，或因燥热内结，或因气滞不行，或因气虚传送无力，或因血虚肠道干涩以及阴寒凝结均能导致便秘。中医学认为六腑以通为顺，特别是大肠、小肠更要保持时时通畅，若腑气不通则便秘，常用通腑之法有八：即清热通腑法、理气通腑法、补气通腑法、补血通腑法、滋阴通腑法、温里通腑法、消导通腑法、润肠通腑法。以便秘大肠实热证用清热通腑法治疗为例：

清热通腑法适用于便秘大肠实热证。大肠实热证多因素体阳盛，恣饮酒浆，过食辛热厚味和油炸煎烤食物导致胃肠积热，耗伤津液，使大肠失于濡润，大肠传导失职而致便秘。症见大便干结，口苦燥渴，腹胀腹痛，小便短赤，舌红苔黄，脉象滑数。治宜用清热通腑法，方用芩连大承气汤（黄芩、黄连、大黄、厚朴、枳实、芒硝）。随症加减治疗。

## 26. 治泻十法

泄泻是指因脾胃功能失职，导致水谷不能化为精微，清浊不分，混杂而下，并走大肠，而致排便次数增多、粪便稀薄，甚至泻出如水样便的病症。对泄泻的治疗，《医宗必读》提出了治泻九法（淡渗、升提、清凉、疏利、甘缓、酸收、燥脾、温肾、固涩）。李老师在前人治疗泄泻治法的基础上结合自己治泻体会，归纳了治泻十法。

（1）散寒化湿法：用藿香正气散合胃苓汤加减，适用于寒湿中阻证。

（2）清热（暑）利湿法：用葛根芩连汤合六一散加减，适用于湿热下迫证。

（3）消导和中法：用保和丸加减，适用于食积停滞证。

（4）健脾化湿法：用参苓白术散加减，适用于湿盛困脾证。

（5）调和肝脾法：用痛泻要方加味，适用于肝脾不和证。

（6）温中健脾法：用附子理中汤加味，适用于中焦虚寒证。

（7）健脾益胃法：用香砂六君子汤加减，适用于脾胃虚弱证。

（8）补益心脾法：用归脾汤加减，适用于心脾两虚证。

（9）温补脾肾法：用四神丸加味，适用于脾肾阳虚证。

（10）升提固涩法：用补中益气汤合真人养脏汤加减，适用于中气下陷证。

以上治泻十法要灵活应用，注重调理脏腑功能，重点是健脾胃，恢复脾的运化功能。如此，致泻的病因得以清除，脾胃的功能得以恢复，则泄泻自愈。

### 27. 暴泻不可骤涩

泄泻在临床可分为急性泄泻与慢性泄泻。急性泄泻属暴泻，治疗暴泻须用健脾、燥湿、清热、散寒、消导、分利诸法；慢性泄泻属久泻，治疗久泻多用温补、升提；寒热错杂者，宜寒热并用，补消兼施；久泻滑脱失禁者，可用固涩法治疗。但暴泻为泄泻初起多属邪实，以祛邪为要，不宜用固涩法。对邪虽未尽而正气已虚滑泄不止者，治宜在扶正祛邪中佐以收涩，切不可不治邪而纯用补法、涩法，否则会出现闭门留寇之弊。

### 28. 久泻不可纯补

腹泻可分为急性腹泻与慢性腹泻。急性腹泻多属实证，治标祛邪为主，慢性腹泻多属虚证，虚则补之，但不可纯补。在临床上常见久泻者，属虚实夹杂居多，久泻常夹有食积、痰湿、气滞、血瘀等证，应分别采用消导消食、化痰除湿、疏肝理气、活血化瘀法治疗，以免使邪胶固不解。久泻虽多虚证，然至虚之处便是容邪之所，当以补达通。脾虚以健脾运脾为主，兼邪则要祛邪，治须通补兼施，不可纯补。

### 29. 治泻要用分利法

《丹溪心法·泄泻》曰："世俗用涩药治痢与泻，殊不知泻多因于湿，唯分利小水，最为上策。"故中医有"利小便以实大便"的分利法治疗泄泻。中医学认为，无湿不成泻，治泻必祛湿。用猪苓、泽泻、车前利水除湿，是治疗泄泻的常用治法。其余藿香、佩兰、白豆蔻可芳香化湿；茯苓、薏苡仁、白扁豆可淡渗利湿；半夏、厚朴、苍术、草果可苦温燥湿。临证要注意，只有水湿聚于肠道出现大便稀溏、肠鸣时才适合用分利法利小便以止泻。此即利小便以实大便之真意。

### 30. 治泻勿忘用风药

中医脾胃升降理论认为脾升则健，只有脾气升发，则小肠分清泌浊的功能才能正常发挥。若清阳不升，则小肠清浊不分，并走于下而导致泄泻。前人治泻在健脾祛湿药中佐以风药，取风药升清与"风能胜湿"之意。风药多气轻微香，性偏燥，既能升发脾阳又能燥小肠中的湿邪。临床上常用风药有防风、羌活、独活、葛根、升麻等。

### 31. 治泻体会

泄泻病为临床上的常见病。中医书籍中泄泻之名有"湿泻""水泻""洞泻""寒泻""火泻""暑泻""滑泻""食泻""胃泻""痰泻""肾泻""脾泻""飧泻"等等。《医宗必读》载有治泄九法，即淡渗、升提、清凉、疏利、甘缓、酸收、燥脾、温肾、固涩。《中医内科学》将泄泻分为急性与慢性两大类六个证候进行辨证论治。急性泄泻有湿热下迫证、寒湿下注证、饮食内伤证；慢性泄泻有脾气虚弱证、脾胃阳虚证、肝气犯胃证。

李乾构教授认为泄泻多见脾虚湿困证，治宜健脾祛湿，方用马薏四君子汤（党参15 g、苍术10 g、茯苓15 g、六一散30 g、薏苡仁30 g、马齿苋30 g）。兼见食积加焦三仙、鸡内金；兼见湿热加黄芩、黄连；兼见寒湿加干姜、生姜；兼见气滞加木香、郁金；兼见血瘀加丹参、三七。同时要吃清淡饮食，注意休息，防寒保暖，情绪稳定。

### 32. 说说疏肝泻肝柔肝法

肝的主要生理功能是主疏泄和主藏血，肝为将军之官，其性刚强，肝喜柔而恶燥，肝气太过与不及均可导致肝病，治肝病常用疏肝法、柔肝法、泻肝法。

疏肝法：适用于肝气郁结证。因生气导致肝气郁结而出现胸胁满闷，善太息，嗳气纳呆，胃痛腹痛，咽中如物梗阻而吞吐不利，月经不调，或有乳房及少腹胀痛，情志抑郁等症。治宜用疏肝法，方用柴胡疏肝散加减，常用方药：柴胡10 g、白芍15 g、枳壳10 g、甘草10 g、郁金10 g、佛手10 g、合欢花10 g、玫瑰花10 g。

柔肝法：适用于肝血不足证。各种病因导致肝血不足而出现胁痛隐隐，眩晕头痛，耳鸣耳聋，体乏无力，失眠多梦，四肢麻木等症。治宜用补血柔肝法，方用四物汤加减，常用方药：当归 15 g、白芍 15 g、熟地 10 g、女贞子 15 g、旱莲草 15 g、天麻 10 g、鸡血藤 30 g、夜交藤 15 g。

泻肝法：适用于肝火上炎证。因肝气郁结日久化热化火，产生肝火而出现两胁灼痛，烦躁易怒，头痛昏胀，耳鸣耳聋，面红目赤，口苦咽干，失眠多梦，便秘尿赤等症。治宜用泻肝法，方用龙胆泻肝汤加减，常用方药：龙胆草 10 g、栀子 10 g、黄芩 10 g、车前子 15 g、生地 15 g、当归 10 g、柴胡 10 g、大黄 5 g。

### 33. 说说脾阴与胃阴

脾阴是脾运化功能活动所依赖的基本物质；胃阴是腐熟水谷的物质基础。脾为脏，胃为腑，互为表里。脾阴和胃阴不可分割，相互濡润、相互渗灌。脾与胃通过阴阳协调而发挥各自生理作用，共同完成受纳运化功能，成为人体"后天之本"的"能源"基地。

临床上因内伤杂病者多见脾阴虚证；外感热病多见胃阴虚证。脾阴与胃阴的脏腑部位不同，生理功能不同，病理表现不同，治疗方药也不同。养胃阴多用甘凉、甘寒之品（麦冬、生地、梨汁、蔗浆、藕汁、冰糖、花粉、芦根等），常用方剂如益胃汤、沙参麦冬汤、五汁饮等。脾阴虚证以虚热为多，治宜用甘淡平之品，药选山药、茯苓、莲子、扁豆、芡实、粳米等，常用方剂如养真汤（四君子汤加山药、莲肉、白芍、五味子、麦冬、黄芪），六神散（四君子汤加山药、扁豆），益脾汤（山药、莲子、砂仁、芡实、扁豆、茯苓、太子参、白术、石斛、桔梗、谷芽、炙甘草）等。

### 34. 说说脾阳虚与胃阳虚

脾阳虚多由脾气虚发展而来。脾阳虚证症见脘腹疼痛，喜按喜暖，脘腹胀满，大便稀溏，四肢不温，畏寒怕冷，或周身浮肿、小便不利，或白带量多、质稀无味。舌质淡，苔白滑，脉沉迟无力。

胃阳虚证是指寒凝滞胃腑损伤胃阳所表现的证候，多因过食生冷，或脘腹受寒，损伤胃阳所致。胃阳虚证症见脘腹疼痛，痛轻则绵绵不已，痛重则拘急剧痛，遇冷加重，得温痛减，口淡不渴，纳食减少，肢凉喜暖，口泛清水，舌质淡、苔白滑，脉迟细弦。

中医治则虚则补之，脾虚要补脾，胃虚要补胃，补脾补胃的方剂可选用四君子汤。阳虚则寒盛，治宜温阳散寒，药可选附子、肉桂或桂枝以温阳散寒，因导致脾阳虚的寒是内寒，宜用干姜温中散寒，而导致胃阳虚的寒多是外寒，宜用生姜温胃散寒。

### 35. 减少"排气"的五法

人们在公共场合最忌讳"排气"。"排气"也叫"排矢气"，它是一种正常生理现象。人一日三餐吃的食物，在消化道正常菌群的作用下，会产生较多的气体，这些气体随同肠蠕动向下运行，由肛门排出就叫"排气"。排出时，由于肛门括约肌的作用，有时还产生响声，所以说"排气"是肠道正常运行的一种表现。但是，如果太多、太臭，则为一种异常现象。

"排气"是人体的正常生理活动，屁的多少能反映出人体的健康状况。正常情况下，在人的消化道里有大约 150～200 mL 气体，气体排出的途径，要么打饱嗝嗳气排出去，要么通过"排气"排出。正常人每天"排气"10 次左右，一个人每天通过嗳气、矢气要释放的废气约有500～1500 mL。"排气"的次数与饮食、情绪等因素有关，如果次数较多而有臭味，多是由肠道消化不良引起的，要注意以下五点：一是要少吃淀粉类食物如土豆、薯类、小麦和燕麦等；二是宜饮食清淡，不可暴饮暴食，狼吞虎咽，在吃饭的同时吸入大量空气；三是肠胃不好的人进食吃六七分饱，要一口饭菜嚼十遍之后再吞下去；四是每天用一块神曲当茶叶彻水喝以帮助消化；五是每天喝一代益菌多酸奶以调节肠道菌群帮助消化。

对"排气"多、臭味重同时合并有消化道症状者，则要去医院消化科诊治。

### 36．调整饮食是治疗脂肪肝的有效办法

脂肪肝患者的饮食要求是低糖、低脂、低热量，清淡饮食，每餐只吃七八成饱，不吃动物内脏，少吃甜食，多吃新鲜蔬菜水果。提倡炖、煮、蒸的烹调方法。常吃豆制品、黑木耳、燕麦、大麦、大蒜、鱼类、玉米、洋葱、香菇以及茶、醋等有降血脂作用的食物。用红曲 5 g、绞股蓝 10 g 开水浸泡后代茶饮，可有效地降血脂而不损伤肝脏，是治疗脂肪肝的有效药物。

针对引起脂肪肝的病因，采取有的放矢的措施。如长期大量饮酒者要戒酒；营养过剩、肥胖者应严格控制饮食减肥；有糖尿病者要有效控制血糖。

### 37．调理脾胃病有三法

脾胃为仓廪之官，后天之本。脾胃一运一纳化生精微，是气血生化之源。人体生长发育以及维持生命的营养物质全赖脾胃纳运供给。通过健脾扶正，增强机体的防御机能可达到防病治病抗衰老的目的。李乾构教授在临证中要提倡通畅肠胃，保障代谢旺盛，达到排毒养颜、健康延年的目的。

调理脾胃病有健脾利尿、通腑排毒、调理气血三法。

第一，调理气机，通腑排毒。六腑以通为用，胃以降和为顺，各种内外因作用于脾胃皆可导致气机阻滞。食物的残渣糟粕停留在大肠不能及时排除，有损身体健康的毒素吸收体内，百病由生。因此治疗上需要时时通腑排毒、疏理气机，保持脾胃正常生理功能纳与化、升与降、燥与湿的矛盾统一。每天要保持大便通畅，及时把有害健康的废物垃圾排出体外，维护身体健康。

第二，健脾清化，利尿排毒。经常吃油炸、煎炒上火食品和大鱼大肉易形成湿热食积等病理性废物，困阻脾胃，导致形成湿热证候，日久生痰成瘀，痰瘀互结而百病丛生。治宜健脾利尿、清化湿热。适当多喝汤水，保持小便通畅清亮，将新陈代谢中对人体有害的毒素从小便排出

体外，维护人体健康。

第三，调理气血，平衡阴阳。脾者体阴而用阳，胃者体阳而用阴，若体用失衡则容易导致病变。脾胃亏虚则气血运行不畅可导致气滞、血瘀等病变。用中药调理气血、平衡阴阳是治疗脾胃疾病的重要方法。每天散步做操，喝点热汤、热茶或用热水洗澡，微微出汗，使堆积在肌肤的乳酸等代谢产物随出汗排出体外，可促使气血运行通畅，从而维护阴阳平衡，保障身体健康。

### 38. 治胃病要辨病与辨证相结合

中医治病讲究辨证论治。李乾构教授认为治病要辨证论治与辨病论治相结合。以治胃痛为例，除按胃痛患者的症状舌象脉象进行辨证论治的同时，还要根据胃镜检查加入中药治疗，若见胃黏膜红白相间、水肿、糜烂，多为有急性炎症（活动期），属于中医的湿热，治宜在辨证论治的方中加入黄芩、黄连、大黄、公英以清热化湿；若见胃黏膜红白相间，以白为主，色泽变淡，多为慢性炎症，属中医气虚、阳虚，治宜在辨证论治方中加入黄芪、党参、桂枝、干姜以补气温阳；若见有出血点，加入三七、仙鹤草止血；若见有溃疡，加乌贼骨、贝母促进溃疡愈合。胃镜检查有 HP 感染，加黄芩、黄连、大黄、公英根除 HP，以提高治疗胃病的疗效。

### 39. 肠鸣的辨证论治

肠鸣是小肠常见病症。肠鸣是诸邪郁于小肠，气与水液相击，气闭不通，或小肠空虚、脾胃虚弱均可导致肠鸣。肠鸣多伴随泄泻、腹痛、腹胀等病变出现。肠鸣临床可见于肠神经症、肠易激综合征、小肠吸收不良综合征等病症。

肠鸣临床上分七个证候进行辨证论治：

（1）寒热互结证。寒热互结于肠道，以致脾失健运、肠道气机失畅而出现肠鸣。《金匮要略》曰："呕而肠鸣，心下痞者，半夏泻心汤主之。"

（2）饮停小肠证。饮邪停留于小肠，阻碍小肠受盛化物，水饮在肠中滞留故而肠鸣。《金匮要略》谓："其人素盛今瘦，水走肠间，沥沥有声，谓之痰饮"，已椒苈黄丸治之。

（3）寒邪内积证。寒邪内阻于小肠，气机不刑，故出现腹中雷鸣切痛，胸腹逆满呕吐者。《金匮要略》谓："用附子粳米汤治之。"

（4）水湿壅阻证。《杂病源流犀烛》谓："肠鸣者，由脏寒有水，宜理中汤加肉桂、茯苓、车前；一由泄泻，宜升阳除湿，智半汤（益智仁、半夏、苍术、防风、白术、茯苓、白芍、姜）；一由疾行，如囊裹水之声，宜河间亭苈药丸（甜亭苈、泽泻、杏仁、椒目、桑白皮、猪苓）。"

（5）脾气虚弱证。"《经》云：中气不足，肠为之苦鸣"，六君子汤加木香。《辨证奇闻》对肠胃气虚者用加味四君汤（人参、白术、茯苓、甘草、神曲、谷芽、砂仁、黄芪）。

（6）肝木克土证。《辨证奇闻·肠鸣门》认为："肝木克脾土，则土气不能伸，而肠乃鸣矣，治用安土汤（白芍、白术、柴胡、茯苓、甘草、苍术、神曲、炮姜）肝脾同治。"

（7）热邪内阻证。热邪阻滞肠道之中可致肠鸣。《张氏医通》曰："热淫所胜，病腹中肠鸣，宜用葶苈木香散（五苓散加葶苈、木香、黄芩、黄连、山栀）。"

### 40. 腹胀的辨证要点是辨虚实

腹胀为小肠临床常见病症，可见于肠神经功能紊乱、功能性消化不良、小肠粘连、肠道菌群紊乱、慢性小肠炎等小肠疾病过程中。

《千金要方》曰："病者腹满，按之不痛者为虚，按之痛者为实也。"明确指出了腹胀的辨证要点是辨虚实。

腹胀实证多见小肠气滞证，症见脐腹胀满，纳呆嗳气，肠鸣矢气，大便溏滞，舌苔薄白，脉弦，治宜疏通气机，理气消胀，方用木香顺气丸加减治疗。

腹胀虚证多见脾肠虚弱证，症见腹中作胀，得温则舒，口淡纳呆，气短乏力、大便稀溏，舌淡苔白，脉细弱，治宜健脾益气为主，佐以行气宽肠，方用五味异功散加木香、厚朴、大腹皮治疗。

## （四）李乾构教授治疗内科杂病

### 1. 浅说辨痰

痰为病理产物，痰的颜色有黄、白、红、黑之异，痰质有稀、稠、清、浊之殊，痰味亦有甜有咸，从望、闻、问三诊中来辨痰的形色气味，具有重要的临床诊断意义。白色痰多，为初病吐痰；痰清稀、色白，为病在表属风寒；痰白滑、易出者，属湿痰；白痰稠浊而冷，为里寒甚；若无力作咳而咳白沫者，属肺气虚；黄色痰，主里热；新病痰黄白相间的而清稀者，属病邪由卫转气；若痰色深黄而稠黏，唾出有热气者，为肺热兼有郁火；痰色碧绿成块，多属肺痨；痰色黑而清稀，多属肾虚有寒；痰色黑而稠浊，多见于矿工脾肾亏虚；痰红或痰中夹有赤丝，多见于肺痨吐血；干咳少痰，不易咳出，多属肺燥；咳而胸痛，吐臭痰，多见于肺痈；病者自觉痰有甜味，为有湿热；痰有咸味，为肾虚。热病多由清稀痰转稠黏痰，随热势下降由稠黏痰逐渐转为清稀痰，为向愈之兆。湿证初起，痰量多而稀，易于咳出，如渐由多转少，由稀转稠，亦为向愈之征。

### 2. 浅谈"虚不受补"

"虚不受补"是指患者体虚弱而不能接受补药之谓。中医理论虚有阴虚、阳虚、气虚、血虚。治疗大法是"虚则补之"。对虚不受补之体，可用平补、清补之品以缓缓调补。患脾胃病虚不受补之体，人参、党参均不可用，经济条件较好者用西洋参，经济条件较差者改用太子参；怕燥用生白术、扁豆健脾，嫌扁豆壅气可改用扁豆花。四物汤为补血名方，但熟地黏腻而滞膈，白芍酸寒而伤胃，川芎性温易上火，这时不用四物汤而改用丹参，中医有"一味丹参，功同四物"之说。对虚不受补的患者可选用鲜药治病，如鲜麦冬、鲜生地、鲜芦根、鲜茅根、鲜杷叶、鲜荷叶、鲜竹叶、鲜藿香、鲜佩兰等，鲜药气味清香，疗效又好，虚不受补患者更喜欢服用。

### 3. 形成瘀血的原因有六方面

瘀血是一种病理产物（又称蓄血、恶血、败血）。这种病理产一经形成就可成为导致某些疾病发生的原因，属继发性病因。瘀血形成的原因有六方面：一是外伤致瘀；二是各种原因导致出血之后，离经之血未能及时消散而形成瘀；三是气虚致瘀；四是气滞致瘀；五是血寒致瘀；六是血热致瘀，热入营血，血热互结，煎熬阴液，使血液浓缩黏滞而运行不畅而致瘀。

### 4. 瘀血常见的20个临床症状

瘀血可见以下20个常见的临床症状：①疼痛（固定部位的剧痛、刺痛、割痛、夜痛、久痛）；②发热（高烧、长期低烧）；③月经不调（经量过多、过少、痛经、闭经）；④各种炎症；⑤出血：吐血、咳血、便血、尿血、鼻衄、齿衄、皮下出血、眼底出血、颅内出血、内脏出血；⑥发枯、脱发、头发早白；⑦口干咽燥；⑧皮肤（搔）痒疹；⑨疮疡疖肿；⑩痔疮；⑪心悸；⑫惊恐多疑；⑬失眠多恶梦；⑭夜游症；⑮癫、狂、痫；⑯中风不语；⑰口眼歪斜；⑱肢体麻木；⑲半身偏瘫；⑳抽搐震颤。

### 5. 瘀血常见的23个临床体征

瘀血可出现以下23个常见的体征：①舌质暗红、瘀斑、瘀点；②舌下静脉青紫；③涩脉、无脉；④肝脾肿大；⑤淋巴结肿大；⑥病理性肿块；⑦皮肤色素沉着；⑧囊肿；⑨结石；⑩水肿；⑪骨折脱臼；⑫肝掌、蜘蛛痣；⑬静脉曲张、毛细血管扩张；⑭眼眶暗黑；⑮心脏肿大；⑯关节肿大、变形；⑰皮下结节；⑱紫绀；⑲肌肤甲错；⑳阻塞性肺气肿（桶状胸）；㉑固定性疼痛或腹痛拒按；㉒出血后引起的瘀血、黑便、皮下瘀斑、血性腹水等；㉓月经有血块，颜色暗红。

### 6. 中西医对瘀血不同的认识

中医的"瘀血"的概念与现代医学的"淤血"并不完全相同。现代医学之"淤血"多指静脉血液循环障碍，导致局部和全身的某些病理改变。中医的瘀血有广义和狭义之分。狭义的瘀血是指血液运行不畅，郁滞或停积于脏腑或局部，如心力衰竭引起肺、肝淤血；血液不循脉道妄行脉外又未流出之血；高脂血症血液混浊如牛乳的血；血管中血液凝固性升高的病变，如缺血性脑血栓、心肌梗死等。广义的瘀证含义比较广泛，它包括狭义的瘀血证，更泛指由于痰浊、食滞、寒邪、气郁、湿邪、出血、外伤等的病因所引起的血液瘀滞的证候。

### 7. 要根据病史症状体理化检查诊断瘀血证

要根据病史、症状、体征和实验室检查诊断瘀血证：

（1）有外伤史、手术史、月经史、胎产史、慢性病史之一者。

（2）有 20 个瘀血临床症状之一者。

（3）有 23 个瘀血临床常见体征之一者。

（4）实验室检查：有以下表现表明有瘀血。①微循环障碍；②血液流变性异常；③血液凝固性增高或纤溶性降低；④血小板聚集性增高或释放分解亢进；⑤血流动力学障碍；⑥病理切片有瘀血表现；⑦仪器检测显示血管阻塞。

诊断：凡具备病史、症状、体征和实验室检查各一项，即可诊断为瘀血证。

### 8. 介绍冠心Ⅱ号

治疗冠心病心绞痛血瘀证的中成药很多，有复方丹参滴丸、冠心丹参滴丸、丹七片、通心络胶囊等，今天给大家介绍北京中医药大学东直门医院廖家祯教授研发的冠心Ⅱ号。

冠心Ⅱ号：处方由丹参、川芎、赤芍、红花、降香组成，具有活血化瘀、理气止痛的功效。适用于冠心病、心绞痛的病人。

冠心Ⅱ号是治疗冠心病、心绞痛的中成药。治疗心绞痛的有效率为80%，对心电图改善的有效率为40.9%。冠心Ⅱ号在日本得到认可和推广，因日本忌用具有活血化瘀理气止痛作用的降香，改用木香、香附代替，将中成药冠心Ⅱ号改名为冠元颗粒，在日本用于治疗冠心病，疗效满意。

### 9. 浅说瘀血学说

研究瘀血的理论称为瘀血学说，瘀血学说溯源于汉代，发扬于晚清，发展于近代。瘀血之名源于《内经》。瘀血学说的形成，要追溯到2000多年前马王堆三号墓出土的帛书《五十二病方》中的第四十九病方，有用活血化瘀法治疗"蛊"病的记载。《神农本草经》载有365味中药，有活血化瘀作用的中药有丹参、桃仁、水蛭、赤芍等80余种。汉代张仲景《伤寒论》《金匮要略》书中，有"瘀血"病名，并提出了具体的"活血化瘀"方药，桃核承气汤、抵当汤、大黄䗪虫丸、桂枝茯苓丸、下瘀血汤、鳖甲煎丸，初步形成了活血化瘀的治疗思想，为活血化瘀的理论奠定了基础。隋唐时期的《诸病源候论》《千金方》《外台秘要》，均论述了瘀血证候。唐朝《新修本草》在《本草经集注》844味中药的基础上，增加了血竭、苏木、玄胡索等活血化瘀中药。宋朝《太平惠民和剂局方》《圣济总录》中介绍了不少活血化瘀的方剂，如失笑散等。金元时期，朱丹溪重视痰瘀同治。李东垣在调理脾胃中，提出了通血脉的论点。清代王清任在《医林改错》中以通窍活血汤、血府逐瘀汤、膈下逐瘀汤分治三焦瘀血。唐容川著的《血证论》，对各种血证论述颇详，提出了"瘀血不去，新血不生"的论点。近代张锡纯创制的活络效灵丹和调冲汤都是以"瘀血"立论的。以上诸家，在瘀血理论和活血化瘀治则方面，都有贡献，是我们研究瘀血和运用活血化瘀的宝贵资料。

### 10. 浅谈络病

经络学说是指导针灸诊断和治疗的基础理论，是经与络的总称，经络包括经脉和络脉。络脉为别络、孙络、浮络的总称。十二经脉加任脉、督脉、脾之大络共为十五络。络脉中浮行于人体的浅表部位称之为"浮络"；络脉中最细小的称之为"孙络"。经络循行全身，通达表里，贯穿上下，具有输送气血、荣内卫外的生理功能。若受某种因素影响，经络荣内卫外的生理作用发生障碍，可导致络脉瘀阻、络脉拙急、络脉不荣等络病。

### 11. 浅说气病

中医有"百病皆生于气"的理论，气血是形成人体的最基本的物质，又是维持人的生命活动最基本的物质，人有病，即病在气，或病在血，或病在气血。

人体的气来源于父母先天的精气、食物中的水谷之气以及自然界的清气。气的生理功能有推动、温煦、防御、固摄和气化作用。若各种因素影响气的生理功能则导致气病。常见气病有气虚证、气滞证、气逆证、气陷证、气脱证等。

气虚证治宜补气健脾，方用四君子汤加减。

气滞证治宜疏肝理气，方用柴胡疏肝散加减。

气逆证治宜和中降逆，方用旋覆代赭汤合二陈汤加减。

气陷证治宜补气举陷，方用补中益气汤加减。

气脱证治宜回阳救逆补气固脱，方用四逆加人参汤。

### 12. 浅说血病

中医有"气血同源"的理论。

人的血是由营气和津液组成。营气和津液是来自食物经脾胃纳运而生成的水谷精微。所以说脾胃是气血生化之源。各种因素影响气血的生理功能可导致气病和血病。临床常见的血病有血虚证、血滞证、血瘀证、出血证。

血虚证治宜补血益气，方用四物汤加黄芪。

血滞证治宜益气活血，方用丹参饮加减。

血瘀证治宜活血化瘀，方用桃红四物汤。

出血证治宜益气止血，方用十灰散加黄芪、三七。

因导致出血证的病因有寒热虚实的不同，故治出血证必须辨证，如因血热迫血妄行的出血证治宜凉血止血，上方加生地、生艾叶、栀子炭；因冲任虚损导致出血，治宜补血止血，以固冲任，上方加当归补血汤；因阳气虚弱不能摄血的出血证，治宜温阳益气止血，上方加十全大补丸。治出血证均可用仙鹤草、白及、三七止血。

### 13. 足跟痛要内治与外治相结合

足跟痛属中医学的"骨痹"范畴。肾主骨，中医理论认为足跟痛属肾虚。《医方集解》治足跟痛用六味地黄丸补肾。《张氏医通》谓"属肾脏阴虚者，则足胫时热足跟痛，用六味丸加龟甲、肉桂；属肾脏阳虚者，则不能久立而足跟痛，用八味丸治疗；挟湿者，必重着而肿，治用换骨丹、史国公药酒"。

李乾构教授在临床上治足跟痛肾阴虚证，用知柏地黄丸加牛膝、独活、威灵仙；足跟痛肾阳虚证用附桂八味丸加牛膝、巴戟天、威灵仙；足跟痛兼重着而肿者，用六味地黄丸合三妙散（重用茯苓30 g利尿消肿）。具体方法是用中药汤剂头煎二煎内服，中药药渣加白术30 g、鸡血藤30 g煎第三煎，用第三煎药液浸泡足跟，每日二次，每次30分钟。临床观察治疗（足跟痛）足跟骨刺的患者，足跟疼痛厉害，足跟不敢落地，用药内治与外治相结合治疗两天，患者足跟痛减轻，足跟能落地，坚持治疗一个月，病即痊愈。

### 14. 人体管道网络系统

人体是由五脏六腑组成的，脏腑各个系统如循环系统、消化系统、泌尿系统、呼吸系统的管道、管腔之间，又通过血管、淋巴管、体液相互联络成管道网络系统，维持人体正常的生理功能。当这些管道网络系统受到外因和内因的影响，出现不通畅或堵塞时就会出现疼痛等症状，这就是中医所讲的"不通则痛"。治疗宜用通法。对外感疼痛宜发汗以通。对消化道疾病的疼痛，治宜调节食管和胃肠的纳运升降功能以通，"六腑以通为用"，治当以通下为顺，腑道一通，诸痛自除。对周围血管性疾病的疼痛，治宜扩张血管，用丹参、川芎、桃红、红花等活血化瘀以通脉。对炎症性疾病的疼痛，治宜解毒排浊以通。解毒可消除管道炎症的渗出性水肿充血以治本，排浊可畅通管道以治标。临床上，治前列腺炎多选清利湿热之龙胆草、黄柏和通络之川牛膝、皂角刺；治输卵管炎多选清热解毒之公英、红藤和通络之丹参；治尿路感染多选清热解毒利湿之黄柏、瞿麦和活血通络之桃仁、红花。

李乾构教授认为人体存在管道网状系统。体内代谢废物停滞堆积可导致网状管腔系统的堵塞而出现痛症，治宜用通法以疏通人体各系统的管道、管腔，清理调节网状管腔系统各种障碍，才能达到"通则不痛"的健康状态。

### 15. 久咳从脾论治

咳嗽为临床上常见病症，多因外感或内伤导致肺气失于宣发、肃降，迫使肺气上逆而引起咳嗽。治咳嗽要治肺止咳化痰。李乾构教授认为久咳要从脾论治。

肺属金，脾属土，脾为肺之母，肺为脾之子，儿子有病母担忧，所以补益脾气是治疗久咳肺虚的重要法则，即常说的"培土生金法"。治久咳常用补气健脾止咳化痰法，方选六君子汤为基础方：药用党参 15 g，白术 10 g，茯苓 10 g，甘草 3 g，陈皮 10 g，法半夏 10 g。加减法：痰清稀多泡沫，畏寒怕冷，加桂枝 10 g、干姜 5 g 以温化寒痰；痰黄黏稠，咯出不爽，加黄芩 15 g、浙贝母 10 g、鱼腥草 15 g 以清化热痰；动则作喘，胸憋气短，加蛤蚧 10 g，五味子 10 g、葶苈子 10 g 以补肾纳喘；痰中挟有血丝，加仙鹤草、白茅根 30 g 以宁络止血。

### 17. 治疗感冒的体会

中医治感冒辨证分风寒证与风热证两个主要证候，风寒感冒用辛温解表法治疗，方选荆防败毒散或九味羌活汤加减；风热感冒用辛凉解表法治疗，方选银翘散合桑菊饮加减。另外，夏天感冒多兼有暑湿，宜在处方中加清暑化湿之品（藿香、佩兰、香薷）；年老体弱之人感冒还应在处方中加补益之品（黄芪、人参、西洋参）。李乾构教授治感冒按中医理论进行辨证论治，并有以下四点体会：

一是要多喝水、多休息、多吃新鲜水果，这是治疗感冒的常规。

二是要三通排毒，这是治疗感冒的根本的措施。大便通、小便通、汗毛孔通，可将体内代谢的废物垃圾、毒素及时排出体外，疏通人体管道，调和气血，平衡阴阳，有利于感冒病人早日痊愈。

三是要喝西红柿汤面，这是治疗感冒最理想的膳食。

四是在治感冒处方中加用柴胡、芥穗。柴胡解肌表发汗，是治疗感冒要药。芥穗含有挥发油，能刺激汗腺发汗，无论感冒风寒证或风热证均可应用，柴胡、芥穗也是治感冒必须用的有效中药。

### 17. 四大经典著作中症状术语有多少?

你知道中医四大经典著中有多少症状术语吗？王永炎院士的博士后张志强对中医四大经典著作中症状术语进行了普查，写出了22万字的普查报告。四大经典中全部症状术语有11558条，其中《素问》3672条，《灵枢》2777条，《难经》439条，《伤寒论》2658条，《金匮要略》2012条。将表述完全相同的术语合并后共计术语5600条，其中单次出现症状为4302条，重复出现症状为1298条。

张志强博士后将症状术语分为十四大类来进行统计分析：

（1）舌苔类20条（舌象15条，苔象5条）。

（2）脉象类830条。

（3）寒热类255条（寒126条，热129条）。

（4）饮食类69条。

（5）睡眠类9条。

（6）梦类55条。

（7）语言类39条。

（8）声音类154条（包括语声、呼吸、咳嗽、呃逆、呕吐、嗳气、哈欠、喷嚏、太息、肠鸣、其他）。

（9）排出物类327条（包括汗、二便、其他排出物）。

（10）气味类9条。

（11）胎产类8条。

（12）解剖定位类1676条（包括毛发、爪甲、肌肤筋骨、头面诸窍、二阴、头面、心胸腰腹、躯体等）。

（13）神情类227条（包括情志、精神、神志、性格）。

（14）形态类146条（包括体形和姿态）。

### 18. 说说甲状腺结节

甲状腺结节是指甲状腺内较小的肿瘤、囊肿或正常组织构成的团块。流行病学调查显示：2010年普通人群中甲状腺结节发病率为18.6%。甲状腺结节90%以上是良性结节，大约有8%左右是恶性结节（在8%中又有三分之一小于1 cm不需要马上开刀切除，定期随访即可）。对甲状腺结节患者该怎么处理？李乾构老师认为：

（1）分清甲状腺结节的性质，可通过穿刺或基因检测确诊。

（2）抽血化验甲状腺功能，观察甲状腺是否还在正常工作。

（3）做甲状腺超声检查：了解结节的大小、位置、形态、边界及供血情况。

（4）良性结节不需要手术，3～6个月复查。恶性结节手术切除。

（5）结节大于4 cm会对食管和气管形成压迫，需要手术治疗。

（6）甲状腺结节短期内生长太快，或有呼吸不畅、声音嘶哑等症状，要通过穿刺明确性质。若有甲状腺瘤家族史的患者要高度警惕癌变，宜尽早手术治疗。

（7）做到"三个好"可预防甲状腺结节。一是好心态，愉悦的心情是防病的基础；二是好习惯，生活规律，避免熬夜和过度疲劳，远离有毒有害物质，每年体检一次；三是好饮食，一日三餐，定时定量，荤素搭配，控制摄碘。

### 19. 说说肺结节

肺结节是指肺内直径小于3 cm的类圆形或不规则形病灶，影像学表现为密度增高的阴影，一时确定不了是什么疾病，而暂时采用"结节"这个名称进行描述。若＜1 cm 的结节称为"小结节"，＜5 mm 的结节称为"微小结节"，而＞3 cm 的病灶就不称为结节，而称为"肿块"。

据美国对 26722 名 55～74 岁大量吸烟的人群进行长达 7 年以上的追踪，用 CT 来筛查，肺有结节的人数占 24.2%，其中有 3.6% 的人被确诊肺癌。我国肺结节患病率为 10%～20%。2008 年 1～6 月在三甲医院接受肺部 CT 检查的 7456 人中，有 46% 的人有肺结节。中国医学科学院肿瘤医院对 70 岁以上肺部肿瘤患者统计时，肺结节超过 3 cm 而 70 岁以上的患者都诊断为肺癌。

依据结节密度将肺结节分为三类：磨玻璃密度结节、实性结节、部分实性结节。肺结节越大，其恶性概率增加。


# 二、李乾构教授临床经验总结

## （一）治疗脾虚所致的脾胃病，健脾为先——李乾构老师擅治胃痞病

脾运化水谷，主肌肉四肢。食物在胃肠中消化，必须依靠脾的运化，将水谷转化为精微，同时由脾将精微物质上输于肺，由肺贯注心脉，再转输到全身，濡养脏腑。若脾的运化功能旺盛，则气血充盈，机体得以所养而人体健康。倘若脾气虚弱，运化功能失调，则气血津液匮乏，可出现食欲不振，食后饱胀，腹胀便溏，此乃虚痞满。

脾运化输布水谷精微，从而濡养人体全身肌肉及四肢。脾胃为气血生化之源，脾胃健旺，则气血充盈，濡养肌肉、四肢，肢体强壮丰满；若脾失健运，气血生化乏源，水谷精微不能外达肌肉、四肢，则出现形体消瘦、肢体乏力、肌肉酸痛等症状。

脾在运化水谷的同时把水液上输于肺，由肺转输布散到全身，使各

脏腑组织得以充分濡润，并将代谢后多余的水分转输至肺、肾，通过肺、肾的气化功能转变为汗液和尿液排出体外，从而保持机体内水液平衡；若脾运化水湿功能失调，致水液潴留体内，则出现头重如裹，胸闷呕恶，水肿腹泻等症状。

脾胃病日久，多为虚证或虚实夹杂证，本虚标实，中医多以胃痞病常见。现代医学治疗消化不良，临床多有反复。目前消化不良为消化科临床常见病，每日就诊的消化不良患者众多，李老师总结多年临床经验，归纳胃痞病分虚实，而门诊多为老年患者，病久体虚，多为脾虚所致，治疗多运用以下方法：

**1. 补气健脾法**

主要适用于脾气亏虚证（或称脾气不足证、中气不足证、脾不健运证）。症见：食欲不振，神疲乏力，少气懒言，腹胀便溏，舌淡苔白，脉细弱。

辨证：脾气虚弱，运化失司。

治法：补气和中，健脾助运。

方药：自拟补气健脾汤为主方。

太子参15 g　　炒白术15 g　　茯　苓15 g　　炙甘草5 g
陈　皮10 g　　砂　仁5 g　　黄　芪15 g　　焦三仙30 g

**2. 温补脾阳法**

主要适用于脾胃阳虚证（或称脾阳不足证、中阳不振证、脾胃虚寒证）。症见：脘腹冷痛，畏寒肢冷，纳少吐涎，下利清谷，倦怠喜暖，舌淡体胖，脉沉迟。

辨证：脾胃阳虚，水谷不化。

治法：温补中阳，健脾助运。

方药：自拟温补脾阳汤为主方。

党　参10 g　　苍　术10 g　　干　姜10 g　　炙甘草5 g
炮附子10 g　　肉　桂5 g　　炙黄芪15 g　　焦三仙30 g

### 3. 健脾滋阴法

主要适用于脾阴虚证（或称脾阴不足证）。症见：口咽干燥，纳呆烦热，干呕呃逆，大便干结，舌红无苔，脉象细数。

辨证：脾虚不运，脾阴不足。

治法：健脾助运，滋生脾阴。

方药：自拟健脾滋阴汤为主方。

北沙参 30g　　生白术 15g　　茯　苓 15g　　生山药 15g
玉　竹 20g　　麦　冬 15g　　焦三仙 30g　　生　地 15g

### 4. 健脾和胃法

主要适用于脾胃不和证。症见：纳少腹胀，胃脘疼痛，嗳气反酸，便溏倦怠，舌边齿痕，脉细弦。

辨证：脾虚不运，胃失和降。

治法：健脾助运，和胃止痛。

方药：自拟健脾和胃汤为主方。

党　参 10g　　炒白术 15g　　茯　苓 15g　　厚　朴 10g
元　胡 10g　　陈　皮 10g　　姜半夏 9g　　乌贼骨 15g

### 5. 健脾化湿法

主要适用于脾虚湿困证（或称湿困脾阳证、湿阻中焦证）。症见：胃脘痞闷，脘腹隐痛，肢体沉重，口黏纳呆，便溏，舌苔白腻，脉细濡缓。

辨证：湿困脾土，运化失职。

治法：健脾助运，芳香化湿。

方药：自拟健脾化湿汤为主方。

党　参 15g　　焦白术 10g　　茯　苓 15g　　六一散 10g
炒薏苡仁 15g　　藿　香 10g　　茵　陈 15g　　白豆蔻 6g

### 6. 补脾摄血法

主要适用于脾不统血证。症见：吐血便血，便溏倦怠，食少腹胀，面色苍白，消瘦，舌淡齿痕，脉沉细弱。

辨证：中气不足，脾不统血。

治法：补益脾气，摄血止血。

方药：自拟补脾摄血汤为主方。

党　参 30 g　　焦白术 10 g　　茯　苓 15 g　　炙甘草 5 g

伏龙肝 30 g (先煎)　乌贼骨 15 g　　阿　胶 10 g (烊化)　三七粉 3 g (冲)

### 7. 补脾生血法

主要适用于出血后的气血两虚证。症见：失血眩晕，心悸失眠，气短，纳少化迟，神疲肢乏，面色不华，唇舌淡白，脉沉细弱。

辨证：失血过多，生化不足。

治法：补气健脾，生化气血。

方药：自拟补脾生血汤为主方。

党　参 30 g　　炒白术 10 g　　茯　苓 10 g　　炙甘草 5 g

当　归 15 g　　白　芍 15 g　　熟　地 15 g　　焦三仙 30 g

### 8. 补脾升陷法

主要适用于中气下陷证或脾气下陷证或气虚下陷证。症见：内脏下垂，面黄消瘦，腹部重坠，声音低沉微弱，倦怠乏力，舌淡齿痕，脉细无力。

辨证：脾虚气陷，健运失职。

治法：补益脾气，升提举陷。

方药：自拟补脾升陷汤为主方。

党　参 20 g　　炒白术 10 g　　炙甘草 5 g　　黄　芪 30 g

升　麻 5 g　　柴　胡 5 g　　枳　壳 10 g　　陈　皮 10 g

### 9. 调和肝脾法

主要适用于肝脾不和证或肝脾不调证。症见：胁痛腹胀，心烦易怒，胸腹痞满，纳少便溏，善喜叹息，舌苔白腻，脉象细弦。

辨证：肝郁乘脾，脾失健运。

治法：调和肝脾，疏通中焦。

方药：自拟调和肝脾汤为主方。

醋柴胡 10 g　　赤白芍 各15 g　　白　术 10 g　　当　归 10 g

茯　苓 15 g　　炒栀子 10 g　　郁　金 10 g　　生甘草 5 g

### 10. 健脾养肝法

主要适用于肝脾两虚证。症见：腹胀眩晕，便溏倦怠，肢体麻木，面色萎黄，视弱消瘦，舌淡苔白，脉象沉细。

辨证：脾虚不运，肝血不足。

治法：健脾助运，补血养肝。

方药：自拟健脾养肝汤为主方。

党　参 15 g　　白　术 10 g　　茯　苓 15 g　　当　归 15 g

白　芍 15 g　　鸡血藤 30 g　　鸡内金 15 g　　焦三仙 30 g

### 11. 温补脾肾法

主要适用于脾肾阳虚证或脾肾两虚证。症见：五更泄泻，脘腹冷痛，完谷不化，腰痛肢冷，阳痿水肿，舌淡齿痕，脉沉虚弱。

辨证：脾肾两虚，清浊混下。

治法：温补肾阳，健脾止泻。

方药：自拟温补脾肾汤为主方。

炮附子 10 g　　肉　桂 5 g　　党　参 15 g　　苍　术 10 g

干　姜 10 g　　炙甘草 6 g　　五味子 10 g　　肉豆蔻 10 g

### 12. 补益心脾法

主要适用于心脾两虚证。症见：心悸失眠，眠则多梦，健忘胆怯，纳少腹胀，气短倦怠，舌淡苔白，脉象细弱。

辨证：脾气虚弱，心神失养。

治法：健脾益气，补心宁神。

方药：自拟补益心脾汤为主方。

党　参 10 g　　白　术 10 g　　茯　神 10 g　　炙甘草 5 g

酸枣仁 15 g　　远　志 10 g　　当　归 10 g　　焦三仙 30 g

## （二）治疗脾胃病，治胃而不治胃——李老师擅治胃痛病

李老师认为，胃为六腑之一，与脾相为表里，饮食经胃的受纳腐熟生成气血、精、津液，通过脾的传输营养全身。一旦胃腑有病，治疗十分重要。治胃在临床上包括两方面：一是通过调治胃治疗其他脏腑病证，二是通过调治胃腑以治胃本腑疾病。胃痛病为消化科临床常见病，病机多为不通则痛，不荣则痛。李乾构教授认为，本病病位在胃，而胃为多气多血脏腑，与肝脾关系密切，与外邪、内伤等多种因素相关。李老师总结临床多年经验，在临床上根据胃的病理生理特点，自拟治胃十五法治疗脾胃病，随证加减多获良效。根据患者病理因素因虚实、气血、阴阳等侧重不同，具体治疗为如下方法：

### 1. 疏肝和胃法

主要适用于肝胃不和证。症见：每遇情绪变化出现胃脘胀痛，可连及两胁，嗳气频作，善喜叹息，排便不爽，舌苔薄白，脉弦。

辨证：肝气犯胃，胃失和降。

治法：疏肝和胃，理气止痛。

方药：自拟疏肝和胃汤。

| | | | |
|---|---|---|---|
| 醋柴胡 10 g | 醋白芍 15 g | 枳　壳 10 g | 元　胡 15 g |
| 川楝子 5 g | 陈　皮 10 g | 青　皮 10 g | 甘　草 5 g |

本证系肝胃不和胃痛，自拟疏肝和胃汤系柴胡疏肝散合金铃子散加减化裁而成，方中柴胡、元胡疏肝理气，活血止痛；醋炒白芍入肝经，柔肝止痛；枳壳、川楝子、青陈皮行气疏肝，加强柴胡、元胡理气止痛、和胃降气之功；甘草调和诸药，诸药合用共奏疏肝和胃、理气止痛之功，可使肝逆之气疏散，气滞胃痛得以缓解，另可加生姜、大枣调养胃气，药证相符，每获良好效果。元胡、川楝子配伍名金铃子散，出自《太平圣惠方》一书。元胡辛散温通，理气止痛，又入血分，活血化瘀；川楝子苦寒降泻，清泻肝火，又能胜湿解郁止痛。二药配伍相得益彰，理气

活血，清化止痛。

### 2. 散寒温胃法

主要适用于胃痛寒凝证。症见：胃脘冷痛，遇冷加剧，喜温喜按，大便溏薄，小便清长，舌淡苔白，脉弦紧。

辨证：寒邪客胃，胃气阻滞。

治法：散寒温胃，调理气机。

方药：自拟散寒温胃汤。

制香附 10 g　　高良姜 10 g　　荜 茇 10 g　　甘 草 5 g

苏 叶 6 g　　土炒白芍 10 g　陈 皮 6 g　　生 姜 5 g

本证系寒邪侵犯胃腑而致胃痛寒凝证，自拟散寒温胃汤系用良附丸加味而成，方中香附、高良姜、生姜行气温中，散寒定痛；荜茇、苏叶暖胃驱寒，行气发表；土炒白芍合甘草缓中止痛；陈皮健脾和胃。诸药合用共奏温中行气、散寒止痛之功。

香附、高良姜配伍名良附丸，出自《良方集腋》。香附辛散苦降，药性和缓，为理气良药；高良姜辛辣芳香，温胃散寒，为温中上品。二药配伍，温中散寒，理气止痛，为治寒凝胃中、气机阻滞之妙方。

### 3. 补中益胃法

主要适用于中气下陷证。症见：胃部坠胀，不思饮食，食后症重，脘腹痞满，呕吐清水，漉漉水声，面黄体瘦，舌淡苔白，脉象沉细。

辨证：脾胃气虚，中气下陷。

治法：补中益气，升阳举陷。

方药：自拟补中益胃汤。

炙黄芪 30 g　　党 参 15 g　　炒白术 10 g　　柴 胡 6 g

炙甘草 6 g　　枳 壳 10 g　　升 麻 6 g　　陈 皮 6 g

按语：本证系中气不足所致的胃痛气虚下陷证，自拟补中益胃汤系应用补中益气汤加减而成。方中黄芪为君，补益中焦下陷之中气；且党参、白术、炙甘草健脾益气为主，并有陈皮健脾理气为佐；升麻、柴胡升举下陷之清阳为使药；方中枳壳虽为臣药但有理气宽中、行滞升提之功，为治胃下垂、子宫脱垂、久泻脱肛的要药。可助黄芪补益中焦下陷之气，又可防君臣药补气之腻。诸药合用共奏，补中益气、升阳举陷之功，对胃痛中气下陷证疗效颇佳。

### 4. 滋阴润胃法

主要适用于胃阴不足证。症见：胃灼隐痛，五心烦热，口干舌燥，嘈杂干呕，口渴不饮，烦急易怒，纳少便干，舌红无苔，脉象细数。

辨证：阴津不足，胃失濡养。

治法：滋阴润胃，和中止痛。

方药：自拟滋阴润胃汤。

北沙参 20 g　　麦　冬 15 g　　生　地 15 g　　生甘草 6 g

生白芍 10 g　　玉　竹 15 g　　山　药 10 g　　陈　皮 6 g

按语：本证系胃阴亏虚所致的胃痛，自拟滋阴润胃汤为一贯煎加减化裁而成。方中北沙参、麦冬、生地养阴润燥，生甘草、生白芍，性味甘酸，酸甘化阴，具有敛阴止痛之效，佐以玉竹、山药滋阴润燥和中止痛，少佐陈皮行气宽中，诸药合用共奏滋阴润胃、和中止痛之功，润补胃中长期亏虚的津液，缓解胃痉挛引起的疼痛，具有良好的效果。

白芍、甘草合用亦为古方芍药甘草汤，治疗胃肠疾病中挛急作痛有奇效。白芍养血敛阴、柔肝止痛；甘草补中益气、润肺祛痰、缓和药性。白芍味酸，得木之气最纯；甘草味甘，得土之气最厚，两药配伍具有酸甘化阴、敛阴止痛之功，为治胃肠病痛症基础方。

### 5. 消食清胃法

主要适用于食积胃痛证。症见：伤食胃痛，胃部饱胀，厌食纳呆，嗳腐吞酸，吐后症轻，大便不爽，苔厚垢腻，脉滑。

辨证：饮食伤胃，宿食停滞。

治法：消食导滞，泻胃和中。

方药：自拟消食化积汤。

枳　实 10 g　　大　黄 10 g　　生白术 10 g　　鸡内金 10 g

半夏曲 9 g　　陈　皮 6 g　　焦三仙 30 g　　甘　草 3 g

按语：本证系暴饮暴食所致的食积胃痛，消食化积汤系枳实导滞丸、保和丸加减化裁而成。方中枳实、大黄为君，攻积泻热，行气消积；白术、陈皮健脾燥湿、调气和中，使攻积而不伤正为臣。鸡内金、焦三仙、半夏曲加强消食化积醒胃之功效为佐，甘草调和诸药为使。诸药合用共奏消食导滞，泻胃和中之功，使胃中食积得以消导，胃气恢复正常生理功能。

枳实、白术合用为古方枳术丸，白术用量重于枳实一倍，侧重健脾消痞。《金匮要略》枳术汤中枳实用量重于白术一倍，侧重破气消痞，故重用枳实，意在以消为主，恐破气伤脾，故配白术健脾。目前临床用药多为复方，一张处方有 10 味左右，君药有 2～3 味，故白术、枳实用等量 10 g 以健脾理气。凡纳食不香、餐后饱胀者均可选用。

### 6. 化瘀活胃法

主要适用于胃痛瘀血证。症见：胃脘刺痛，痛处固定，痛时拒按，夜间痛甚，痛时持久，呕血黑便，食后痛甚，舌质暗红，脉象弦涩。

辨证：瘀血停胃，胃络瘀阻。

治法：活血化瘀，通络活胃。

方药：自拟化瘀活胃汤。

丹　参 20 g　　生蒲黄 10 g　　五灵脂 10 g　　檀　香 10 g

元胡索 15 g　　九香虫 3 g　　大　黄 5 g　　三七粉 3 g（冲）

按语：本证系瘀血内停胃腑所致的胃脘痛，自拟化瘀活胃汤系采用丹参饮与失笑散加减化裁而成。方中用丹参、失笑散活血化瘀，通络止痛为君；以三七以增强活血化瘀之效，大黄清热化瘀，使瘀血下行，大便排出体外为臣；檀香、元胡索行气化瘀活血止痛为佐；九香虫行气止痛为使。诸药合用共奏化瘀通络止痛之功。

方中蒲黄、五灵脂合用为古方失笑散，蒲黄辛香性散，性凉而利，专入血分，有凉血止血、活血化瘀之功，本品既能收敛止血，又能活血祛瘀，此处用其活血化瘀应用生蒲黄；五灵脂气味俱厚，专走血分，有活血化瘀、行气止痛之功。两药合用，增强活血化瘀、通脉止痛的力量。

### 7. 温中和胃法

主要适用于虚寒胃痛证。症见：胃脘冷痛，遇寒加剧，喜温喜暖，喜热饮食，畏寒肢冷，体乏无力，纳少便溏，舌淡苔白，脉象细弦。

辨证：中阳不振，寒自内生。

治法：温补中阳，暖胃止痛。

方药：自拟温中暖胃汤。

黄　芪 30 g　　桂　枝 10 g　　土白芍 15 g　　炙甘草 6 g

干　姜 10 g　　土白术 10 g　　荜　茇 10 g　　党　参 15 g

按语：本证系日久感受寒凉或恣食生冷寒凉之品所引起的虚寒胃痛，自拟温中暖胃汤系黄芪建中汤合理中汤加减化裁。脾主升清，胃主受纳而降浊，今虚中有寒，脾胃升降失常而致虚寒胃痛。方中以黄芪、干姜为君，以甘温之黄芪补脾胃中气而升阳，以辛热之干姜，温中焦脾胃而祛胃寒；桂枝、荜茇辛温之品，助干姜温中散寒，党参、白术甘温之药助黄芪补益脾胃，佐以白芍合甘草缓急止痛，甘草为使，调和药性。诸药合用共奏温补中阳，暖胃止痛之功。

方中桂枝、白芍合用有桂枝汤调和营卫之意。白芍性寒，养血柔肝，敛阴而不滞邪；桂枝性温，解肌和营，通阳而不伤阴。桂枝色赤常入血分，可通血脉；白芍色白入阴分，能益阴血。两药合用，一寒一温，一收一敛，一阴一阳，相互制约，共奏调和营卫、振奋中阳、缓急止痛、调和脾胃之功。

### 8. 化湿清胃法

主要适用于胃痛湿热证。症见：胃痞灼痛，胸脘满闷，口苦口黏，头身重着，食欲不振，大便黏滞，肛门灼热，舌苔黄腻，脉象濡数。

辨证：湿热之邪，阻滞中焦。

治法：清化湿热，调理气机。

方药：自拟化湿清胃汤。

| | | | |
|---|---|---|---|
| 黄　芩 15 g | 黄　连 5 g | 厚　朴 9 g | 大　黄 6 g |
| 六一散 15 g | 清半夏 9 g | 茵　陈 15 g | 陈　皮 6 g |

按语：本证系湿热中阻胃腑、引起胃痞灼痛之病证，自拟化湿清胃汤系泻心汤合连朴饮加减化裁而成。方中黄芩、黄连为君，苦寒燥湿、清热泻火；大黄、厚朴、清半夏、陈皮为臣，大黄荡涤体内湿热之邪，导泻下行，厚朴行气化湿，陈皮、半夏和中醒胃；茵陈清利湿热为佐；六一散为使，引湿热下行，从小便排出体外。诸药合用共奏清化湿热、调理气机之功。

方中六一散为《宣明论方》方，滑石 180 g、甘草 30 g，按 6∶1 比例配方，研末冲服，每服 10 g，有凉暑利湿、利水消肿之功；茵陈味苦微寒，苦能燥湿，寒能清热，其气清芬，善渗湿而利小便，为去湿热、退黄疸要药。二药合用，起协同作用，可增强清热化湿、去暑除烦的功效。

### 9. 芳化胃浊法

主要适用于胃痛湿浊证。症见：胃痛流涎，胸脘痞闷，口中黏腻，纳少不香，身体困倦，胃声漉漉，大便稀溏，苔白厚腻，脉象多滑。

辨证：脾虚不运，湿浊中阻。

治法：健脾助运，芳化胃浊。

方药：自拟芳化胃浊汤。

| | | | |
|---|---|---|---|
| 苍　术 15 g | 厚朴花 10 g | 菖　蒲 10 g | 甘　草 5 g |
| 藿　香 10 g | 佩　兰 10 g | 茯　苓 15 g | 陈　皮 10 g |

按语：本证系湿浊中阻胃脘引起的胃痛湿浊证，方中苍术、藿香、陈皮为君健脾燥湿，芳化湿浊；辅以佩兰、菖蒲加大芳化湿浊而开窍止痛，茯苓健脾渗湿止涎；厚朴花为佐，芳香化湿，行气宽中；甘草缓急止痛，调和诸药为使。方中用大量燥湿、健脾药目的在于使中焦

湿浊得以消除，而达到止痛的目的。诸药合用共奏健脾助运，芳化胃浊之功。

藿香、佩兰配伍，出自《时病论》芳香化浊法。藿香、佩兰气味芳香，为清解暑湿之上品。藿香醒脾和胃，善化里湿；佩兰宣化湿浊，善除暑邪。二药配伍，增强芳化胃浊、醒脾开胃、和中止痛之功。暑夏季节应用鲜藿香、鲜佩兰二药入煎时后下，芳化湿浊之力更强。

### 10. 疏气降胃法

主要适用于胃气上逆证。症见：胃气呃逆，嗳气频作，恶心呕吐，嘈杂反酸，不思饮食，胃脘堵闷，餐后饱胀，舌苔薄白，脉象多弦。

辨证：腑气不通，胃气上逆。

治法：疏通腑气，降逆和胃。

方药：自拟通腑降胃汤。

枳　实 15 g　　白　术 15 g　　大　黄 10 g　　炒莱菔子 30 g

半　夏 9 g　　陈　皮 6 g　　旋覆花 9 g　　代赭石 15 g

按语：本证系腑气不通、胃气上逆所致的胃痛气逆证，自拟通腑降胃汤系枳实导滞丸与旋覆代赭汤加减化裁而成。方中重用枳实、大黄、炒莱菔子行气消食，通腑导滞，配用白术、陈皮、半夏健脾补气，降逆和中，以防大黄苦寒伤正。旋覆花、代赭石降气镇逆，和胃止呕。诸药合用共奏疏通腑气、降逆和胃之功。

旋覆花、代赭石配伍，取《伤寒论》旋覆代赭汤之意。中医认为诸花轻升，唯覆花独降，能下气消痰涎，降逆以除噫气；代赭石苦寒体重，以寒清热，以重镇降，能镇胃降气以止噫止呕。二药配伍，增强镇逆降气，和胃止噫之功。

方中陈皮、半夏为《太平惠民和剂局方》二陈汤的君药、臣药。半夏辛温，入脾、胃、肺经，体滑性燥，能走能散，既得燥湿化痰，治痰湿咳；又能降逆止呕，治胃气上逆恶呕。陈皮味辛苦性温，辛散苦降，其性温和，燥而不烈，为肺、脾气分要药。既能健脾行气，治脾虚气滞的胃痛胃胀，又能燥湿化痰，治脾虚痰湿之痰饮凝胃。二药合用，增强健脾燥湿，化痰去饮的功效。

### 11. 止血护胃法

主要适用于胃络损伤证。症见：胃痛呕血，胃痛剧烈，痛处固定，胃痛拒按，柏油样便，头晕乏力，烦躁心悸，舌紫瘀斑，脉象弦涩。

辨证：胃络损伤，血溢脉外。

治法：宁络止血，护胃止痛。

方药：自拟止血护胃汤。

| 白 芍 15 g | 甘 草 10 g | 白茅根 20 g | 大 黄 10 g |
| 白 及 10 g | 仙鹤草 15 g | 乌贼骨 10 g | 三七粉 3 g（冲） |

按语：本证系血络损伤瘀积胃内所致的胃痛瘀血症。止血护胃汤方中以大黄、三七活血化瘀，凉血止血，祛瘀生新为君药；白茅根、仙鹤草清热凉血，乌贼骨、白及收敛止血为臣；白芍柔肝止痛为佐，甘草缓急止痛，调和诸药为使。诸药合用共奏宁络止血、和胃止痛之功，对胃痛呕血有较好的疗效。

方中大黄、三七配伍为止血要药。大黄大苦大寒，其性沉而不浮，其用走而不守，既能荡涤胃肠实热，为苦寒攻下之品；又能活血化瘀止血，为瘀阻作痛良药。三七味甘微苦，性温，专走血分，善止出血、散瘀血、消肿块、止疼痛，为血家要药。二药配伍合用，加强活血化瘀、止血定痛之力，应用胃病出血，屡用屡验。

### （三）李乾构教授辨证论治便秘的经验：从健脾理肺，调肝补肾论治

李教授认为，便秘与脾、肺、肝、肾关系密切，健脾理肺，调肝补肾，可治疗多数便秘患者。李老师认为，治疗便秘病，要按主要证候辨证，是治疗便秘的基本思路；辨证辨病相结合，是治疗便秘的指导思想；健脾理肺，调肝补肾，是治疗便秘的主要法则。

**1. 按主要证候辨证治疗**

主要证候：脾虚肠燥证。

辨证：脾虚肠燥，大肠失职。

治法：补气健脾，润肠通便。

方药：元　参 15 g　　生白术 30 g　　茯　苓 10 g　　炙甘草 5 g

　　　火麻仁 15 g　　全瓜蒌 15 g　　枳　实 15 g　　莱菔子 15 g

四君子汤是临床补气健脾的代表方剂，也是李老师治疗脾胃病的常用方剂。用元参 30 g 代人参，养阴清热，益胃生津，增液行舟；白术生用重用 30 g，补气健脾，益气通便，又不致泻，为理想的通便药；茯苓 10 g，健脾化湿；炙甘草 5 g，濡润和中，调补脾胃。

**2. 常用辨证用药加减**

兼肝郁气滞证，加白芍、香附、郁金，以疏肝解郁通便；兼大肠实热证，加黄芩、黄连、大黄，以清泻实热通便；兼中气不足证，加黄芪、党参或太子参，以补气通便；兼阴虚肠燥证，加麦冬、生地、首乌，以养阴润肠通便；兼血虚肠燥证，加当归、熟地、阿胶，以养血润肠通便；兼脾肾阳虚证，加肉苁蓉、干姜、肉桂，以温通脾肾通便。兼见大便涩滞不通，嗳气、腹胀者，加柴胡、火麻仁、莱菔子、内金，以理气消导，润肠通便。兼见湿热内盛，小便短赤，口臭或口疮，舌苔黄腻者，加炒栀子、虎杖、杏仁、元明粉，以清热化湿，通腑泻热。久病体虚，临厕努挣，乏力气短者，加黄芪、当归、升麻、肉苁蓉以益气养血，补肾温阳。对老年便秘，佐以滑利润肠之杏仁、麻仁、生地、当归、肉苁蓉等，通便不可泻下太过。脾虚者要重用生白术 30～60 g 以补气健脾通便；血虚肠燥重用生白芍 30 g，当归 15 g，以补血润燥通便；肾阴虚者重用生首乌 30 g，生熟地 30 g，以滋补肾阴，润肠通便；肾阳虚者重用肉苁蓉 30 g，胡桃肉 20 g，以温补肾阳，润肠通便；气虚者重用黄芪 30～60 g，以补益肺气通便。痰热阻肺者，加瓜蒌仁、杏仁、黄芩、法半夏，以宣肺清热通便；大肠湿热者，用大黄、虎杖，以清化湿热，泻腑通便；久病多瘀，兼有血瘀者，加桃仁、大黄，以活血化瘀通便。

### 3. 辨证辨病结合，是治疗便秘的指导思想

便秘按主要证候辨证与兼证/兼症加减进行辨证治疗的同时，要与辨病治疗相结合。对结肠无力型便秘，在辨证治疗的基础上加补气理气药（党参、黄芪、厚朴、木香）以加强胃肠蠕动，促进排便；对出口阻塞型便秘，要加大黄、芒硝、白芍、槟榔，以软化粪便，缓解直肠和肛肠括约肌痉挛，有利于排便；对混合性便秘，补气理气、软化粪便、解痉通便药都要选用；对便秘型肠易激综合征，以调肝理气、健脾通便为基本组方原则。

### 4. 健脾理肺调肝补肾，是治疗便秘的常用法则

刚才提到了很多健脾通便的治法和药物，而治疗便秘，理肺、调肝、补肾同样非常重要。理肺：肺为华盖，主一身之气。肺与大肠相表里，肺为水之上源，肺之肃降与大肠传导息息相关。肺气滞或肺气虚，均可导致气机升降失常，水液不行，则肠道干枯而大便难行。"开上窍以通下窍"，临床常用紫菀、枇杷叶、杏仁等降肺气以通便；对肺气虚的便秘患者，用党参，或太子参，或黄芪补气以通便。调肝：治便秘须调肝。肝主疏泄，肝的疏泄功能与脾胃的升降功能密切相关。肝气郁结，气机郁滞，升降失职，发为便秘。便秘患者多有焦虑或抑郁表现，治疗便秘须疏肝解郁，理气调肝，常选用柴胡、香附、白芍、香橼、佛手等；肝血肝阴不足，则肠道失润而便干，故治疗产后或失血后的血虚便秘治宜养血润燥通便，加入肝经的当归、白芍、首乌、熟地等品。补肾：中医学认为，肾主五液，开窍于二阴而司二便。大肠传导排泄糟粕的功能有赖于肾气的温煦和肾阴的滋润。《杂病源流犀烛·大便秘结源流》曰："大便秘结，肾病也。"肾阴虚，不能滋润肠道，如同"无水行舟"而便秘；肾阳虚，气化无力，如同"釜底抽薪"，寒凝脾胃，津液不化，肠失濡润，便结肠内而便秘。治老年性便秘宜用补肾通便之法，常选用肉苁蓉、巴戟天以温补肾阳，润肠通便。

### 4. 生活习惯对排便的影响

从生理角度说，每日或隔排便一次，粪便不干不稀，排便通顺属于正常。若因为某种原因，使粪便存在肠道内的时间过久，粪便内含的水分被过度吸收，以至于粪便干燥坚硬，排出困难，两天以上排便一次，排便困难或不通畅则称为便秘。李乾构教授主张每天排便一次，排出毒素，身体安康。

研究表明：粪便中含有水分、食物残渣、大量死的和活的细菌、细菌中的酶对食物残渣发酵和腐败作用产生的沼气、二氧化碳、脂肪酸、硫化氢、氨、吲哚等代谢产物，粪便里的这些废物、垃圾、毒素，应该及时排出体外。粪便在体内多滞留一分钟，毒素对身体就多毒害一分钟。有资料表明，大便通畅，血中坏胆固醇、肌酸等物质能被迅速削减，有利于高血压、心脏病、脂肪肝、肥胖症的康复。用以下五种办法可帮身体每天排便：一是主动喝水以软化粪便，使排便通畅。要养成主动喝水的好习惯，不要等口渴了再喝水。喝水可以润滑肠道，软化粪便，促使粪便顺利通过肠道排出体外。二是纠正不良饮食习惯，饮食要有规律，吃饭要定时定量；要多吃含纤维素的食物，每天吃 500 g 蔬菜和 250 g 水果；多吃粗粮杂粮，少吃上火食物；要忌烟少酒；每天吃三薯（白薯、马铃薯、芋薯），三薯是防治便秘的理想食物。三是自我腹部顺时针按摩，可促进胃肠蠕动，有加快排便的作用。四是纠正不良的生活习惯和排便习惯。要养成每日定时如厕排便的习惯，不要忍憋大便，上厕所时不要看书报不要玩手机，要集中思想排便。五是坚持锻炼身体，以提高整体功能促进肠蠕动加快排便。

**学习心得体会**：跟师门诊学习，运用上述方法、方药治疗便秘每取疗效，同时，李老师非常重视患者药后的日常调摄，在老师的反复叮嘱之下，我们牢记以下几点：

（1）叮嘱患者纠正不良饮食习惯。饮食要有规律，饮食要定时，要多吃含纤维素多的食物，少吃鸡、鸭、鱼、肉等含纤维食物少的食物，不要挑食。要多吃粗粮、杂粮、粗加工的粮食，要多食富含纤维素新鲜的蔬菜水果。蔬菜中以韭菜、菠菜、芹菜、茭白、丝瓜、藕等绿叶蔬菜含纤维素多，水果中以柿子、香蕉、葡萄、杏子、鸭梨、苹果等含纤维素多。要禁食辛辣油腻食品，忌烟少酒。

（2）要养成每日定时如厕排便的良好习惯。要坚持每日定时去厕所排便，无粪便排出也要蹲厕 10～15 分钟训练排便，建立排便反射，日久即可形成定时排便的习惯。一旦有便意，应及时如厕排便，千万不要克制和忍憋大便。上厕所时要集中注意力排便，不要看书报、手机。

（3）纠正不良生活习惯：生活要有规律，起居有时，有劳有逸，要保持充足的睡眠；要保持平和的心态，情绪稳定，豁达开朗，自我减轻压力和摆脱忧思恼怒等不良情绪，均有利于排便。

（4）叮嘱患者坚持每日的运动锻炼，是促进肠蠕动加快排便的重要手段。提倡运动预防便秘，在日常生活工作中，要有运动的意识，处处都可以锻炼身体。例如：①工作中站立或坐久了，起来伸懒腰，做半蹲运动，反复多次，可锻炼腹肌。②工作告一段落时，坐着做伸展运动。双手举高，上身后仰，反复多次，可锻炼腹肌及腰肌。③乘车上班，提前两站下车走路到单位，可锻炼身体，增加腹肌运动，促进大肠蠕动，有利于排便。

（5）叮嘱患者适当多喝开水，是滑润肠道促进排便的滑润剂。每天喝水要达到 1500 mL 以上，水能软化排泄物（粪便）。适当多喝开水，保持充足的饮水量，保持肠道滑润，并可刺激胃-结肠反射而达到促进排便的目的。可于清晨空腹 10 分钟内饮 500 mL 温开水，以使结肠充盈，有利于粪便排出。

（6）心理疏导。李老师认为，便秘患者多有焦虑、抑郁、紧张等心理障碍，要向患者介绍便秘的科普知识，耐心解释病情，开导患者放松紧张情绪，树立战胜疾病的信心，保持良好心态，豁达开朗，自我减轻压力，摆脱忧思恼怒等不良情绪，均有利于排便。

在李老师的耐心叮嘱之下，很多患者舒展了眉梢，放下了思想包袱，认真面对自身疾病，积极锻炼，放松心态，配合药物治疗，疗效非常显著。

## （四）李乾构教授辨证论治反流性食管炎的经验：健脾调肝，和胃降逆

李教授认为，反流性食管炎（吐酸病）与脾、胃、肝关系密切，健脾调肝，和胃降逆，是治疗吐酸病的基本治法。反流性食管炎作为胃食管反流病的一个亚型，临床多以反酸、烧心、胸骨后不适等为主要表现，胃镜下可见食管黏膜炎症表现。临床症状表现虽不严重，但影响患者生活质量，若内镜下分级达到 LA-C 级别以上，需长期服药，预防癌变风险。中医认为，本病属吐酸病范畴最为多见，《内经》曰：肝味酸，故反酸乃肝气上逆之象，但酸自胃中出，病位在肝、脾、胃，临床侧重有所不同，故当辨证斟酌用药。李老师认为，本病多因饮食不节、情志失调、外邪入侵、起居劳逸不当、素体禀赋不足或久病体虚所致，脾胃虚弱是本病的重要病因。其中，尤以饮食不节和情志失调是最为常见的病因；而其基本病机可概括为肝胆失于疏泄，胃失和降，导致胃气上逆。因此，李教授认为，既然本病与脾、胃、肝关系密切，那么，健脾调肝，和胃降逆，是治疗吐酸病的基本治法。

### 1. 按主要证候辨证治疗

主要证候：脾胃虚弱兼有肝郁。

辨证：脾胃虚弱，胃失和降，肝气横逆犯胃。

治法：健脾调肝，和胃降逆，制酸止痛。

方药：

| | | | |
|---|---|---|---|
| 太子参 15 g | 炒白术 15 g | 茯 苓 10 g | 炙甘草 5 g |
| 陈 皮 10 g | 清半夏 9 g | 柴 胡 10 g | 枳 实 10 g |
| 黄 连 3 g | 吴茱萸 3 g | 浙贝母 15 g | 海螵蛸 20 g |

四君子汤是临床补气健脾的代表方剂，也是李老师治疗脾胃病的常

用方剂。用太子参代人参，益气养阴，益胃生津；炒白术健脾益气，茯苓健脾化湿，二者共奏健脾和胃助运化之功，炙甘草濡润和中，调补脾胃。陈皮和胃消食助运，清半夏降逆和胃，兼有制酸作用，柴胡、枳实取四逆散之意，调肝理气。

黄连、吴茱萸合为左金丸，清泻肝热。而李老师认为，黄连味苦，不可多用，防患者因过苦而拒药。浙贝母、海螵蛸取化痰制酸之功。本方健脾调肝，和胃降逆，制酸止痛。

李老师认为，本病患者多以脾胃虚弱为本，兼有肝郁表现，一部分患者初诊反酸，但伴大便稀、畏冷，当以脾胃虚弱为主，浊阴不降，清阳不升，故以理中汤合半夏泻心汤调畅中焦之气，参、术健中取理中汤之意，左金丸清肝泻热，夜交藤定其志。下面这个患者可作为李老师治疗本病的范例。

**2. 验案举例**

患者，男，46岁，2020年8月初诊。

主诉：间断反酸烧心6月余。

现病史：患者6月来出现反酸烧心，午后明显，其余时间不明显，未系统治疗。

刻下症：反酸烧心，无嗳气，时有恶心，无胃脘隐痛，纳可，梦多，汗出较多，大便1～2次/日，服用中成药及不饮用凉水则大便成形，尿频，畏冷。舌暗苔黄腻，脉沉细。外院查胃镜提示反流性食管炎（LA-C）

辨证：脾胃虚弱，气机升降失常所致。

治法：健脾益气，调肝和胃。

处方：理中汤合半夏泻心汤加味。

| | | | |
|---|---|---|---|
| 党　参 10 g | 炒白术 15 g | 茯　苓 15 g | 生甘草 5 g |
| 清半夏 9 g | 柴　胡 10 g | 枳　实 10 g | 降　香 10 g |
| 黄　连 3 g | 吴茱萸 3 g | 黄　芩 10 g | 覆盆子 10 g |
| 煨木香 10 g | 肉　桂 6 g | 补骨脂 6 g | 首乌藤 30 g |

二诊吐酸减，汗出耳鸣，肝胃郁热，李老师认为，应侧重清肝泻肝，予左金丸合生牡蛎泻肝止酸。处方如下：

| | | | |
|---|---|---|---|
| 生黄芪 30 g | 土茯苓 10 g | 清半夏 9 g | 生甘草 5 g |
| 黄 芩 10 g | 柴 胡 10 g | 枳 实 10 g | 黄 连 3 g |
| 吴茱萸 3 g | 煅牡蛎 30 g | 浮小麦 30 g | 肉 桂 6 g |
| 补骨脂 6 g | 泽 泻 10 g | 广郁金 10 g | 乌 药 10 g |

**学习心得体会**：《药性赋》载有"泽泻利水通淋而补阴不足"，李老师认为泽泻可泻肝而养肝，临床多用，借其清肝泻浊之意。后病情转佳，继以二诊方为基础略作化裁。该患者在坚持服用中药 1 月后，于我院复查电子胃镜示：反流性食管炎（LA-B），内镜下病变程度减轻。在未服用质子泵抑制剂等抑酸药的情况下，患者临床症状及内径表现都明显改善，凸显中医中药治疗本病的特色。针对本病的病机的特点进行中医药辨证治疗，要恢复胃的和降功能，首先要恢复脾胃本身的纳运升降功能，因此，健脾益气和胃的基础方非常重要，同时，要运用疏肝解郁的治法，使肝气和而不犯胃，使胃气和降而酸止。还有部分患者因脾虚湿困中焦，表现为脾虚湿蕴，加用藿香、佩兰芳香化湿，薏苡仁、杏仁化湿和中，降香活血降气，苏梗、香附理气宽中，浙贝、海螵蛸化痰制酸，牡蛎、瓦楞子制酸止痛，共奏和胃降逆之功。我们可以根据患者的临床表现的兼症进行加减，如食欲不振，加用健脾药物，如鸡内金、莱菔子、焦三仙等辅助运化；舌苔厚腻，湿热明显者，可用黄芩、六一散、茵陈、龙胆草等清热利湿之品；如嗳气明显，可选用旋覆花、丁香、柿蒂等，这些均有利于提高临床疗效，减少复发，但健脾疏肝、和胃降逆、和胃制酸的治法要贯穿治疗的始终。

## （五）李乾构教授谈常用的中药及使用心得和注意事项

### 1. 人参药名的由来

人参为五加科多年生草本植物人参的根，这种植物独生一茎，高

60 cm，茎上结有七八枚形如大豆的紫红色花籽，其根如人形，故古人以其"形状如人，功参天地"，命名为人参。

人参的药名有一个传说。传说有两兄弟深秋时节要进山打猎，村里老人劝告："深秋天冷要下雪，大雪封山，你们下不了山，还是别进山打猎吧。"兄弟俩年轻力壮，没听老人劝，带着弓箭刀叉还是进山打猎去了，打了不少猎物，突然下大雪封山。兄弟俩躲进山洞，吃猎物充饥，猎物吃完了雪还在下，只好到山洞旁边挖野菜充饥。其中有一种外形很像人形的植物根味道很甜，兄弟俩感觉吃了浑身有劲，不下雪时兄弟俩到山洞附近继续打猎。一个月过去了，兄弟俩扛着猎物高兴回家。村里人见他们还活着，而且长得很结实强壮，感到很奇怪，就问他们在山里吃什么东西充饥？兄弟俩介绍了自己的经历，并把带回来的像人形的植物根给大家看，村民们不知道它叫什么名字。有位德高望重的白须老人笑着说："它长得像人，你们两兄弟吃了它才得以生还，就叫它'人生'吧！"后来，人们又把"人生"改名为"人参"。

## 2. 黄芪药名的由来

黄芪为豆科多年生草本植物黄芪的根，味甘，性微温，入脾、肺经，具有补气升阳、益卫固表、利水退肿、托疮生肌的功效。主治肺脾气虚咳喘、中气下陷之内脏下垂、气虚自汗、气虚水肿尿少、气血虚所致疮疡难溃或溃久不敛、气血不足之贫血、气虚血滞之偏枯等症。

关于黄芪的药名有个传说故事：相传古时有一位名老中医，名叫戴糁，擅长针灸，为民解除疾痛，受到老百姓的称赞，为人厚道，待人谦和，一生乐于救助他人，后因救坠崖儿童而献身。老人形瘦，面黄肌瘦，人们以尊老之称而敬呼之"黄耆"，老人去世后，人们为纪念他，便将老人墓旁生长的一种味甜，具有补中益气、止汗、利水消肿、除毒生肌作用的草药称为"黄芪"。

## 3. 三七命名有五种说法

三七为五加科多年生草本植物三七的干燥根。味甘微苦，性温，入肝、胃经，具有化瘀止血、消肿定痛的功效。主治一切血症（外伤肿痛出血，吐血，衄血，咳血，尿血，血痢，崩漏，产后出血，瘀血疼痛，痈肿疮毒）。

关于三七命名有五种说法，据雷炳章《增订伪药条辨》记载："三七，原产广西镇安府，在明秀镇隶田阳所产之三七均贡田州，故名田三七。"至于为什么将这味中药命名为三七？有五种说法：一是有人认为其叶左三右四合而为七，故名三七。二是因从栽种到采收过程中，第三年开花，第七年挖根作药用，故名三七。三是因主产于云南，云南简称滇，故三七又名滇三七。四是因三七的苗形似人参，所以三七又称为参三七。五是三七的化学成分除含有三七皂苷外，还与人参一样含有人参皂苷，故名参三七。

相传张小二患了"出血症"，口鼻流血、便血，生命危在旦夕。某天一位姓田的郎中路过张村给张小二诊病，询问病因切脉后，拿出一种中药的根研末，给张小二吞服，过一会血止住了。为防止张小二出血症复发，田郎中离开张小二家时，送这种中药种子给张家，将它种在园中。过了一年，知府大人的独生女儿，也患了出血症，经多方医治无效。知府为女儿治病贴出告示，谁能治好女儿的病，年长者赏白银千两，年轻者招为东床。张小二揭下告示，带上草药，便直奔知府衙门为知府女儿治病。张小二拿出药末，给小姐服下。不到一个时辰，小姐竟一命呜呼。知府大怒，认为女儿是张小二毒死的，命令差役将张小二捆绑起来严刑拷打，逼他从实招来。张小二讲出了实情，供认是田郎中给他的药，于是知府捉拿田郎中，判他"谋害杀人"罪。田郎中不服，大声辩道："此草药对各种出血之症均有奇效，但必须是生长三至七年的方能有效，张小二所用的药仅生长刚满一年故没有药效，当然是救活不了小姐的性命。"言毕，他请求知府大人当众验证，知府同意，于是他从差役手中要过利刀，在自己的大腿上划了一刀，顿时血如泉涌，接着不慌不忙地取出药末，内服外敷，即刻血止痂结，田郎中用药在自己身上做实验，使在场的人目瞪口呆，知府也惊叹不已，无话可说。为了让后人记住这一件惨痛的用药教训，人们便把这种草药根命名为"田三七"。

### 4. 大黄又名将军

大黄味苦性寒。入脾、胃、大肠、肝、心包经。具有泻热通腑、凉血解毒、逐瘀通经的功效。主治实热便秘、积滞腹痛、泄痢不爽、湿热黄疸、血热吐衄、目赤咽肿、齿龈肿痛、肠痈腹痛、痈肿疔疮等症。

大黄一名将军，又名川军：清代诗人袁枚曾患痢疾，某名医采用参芪补药治疗，结果导致病情加剧。其老友张止厚馈赠"大黄"，让他服用。医者惊恐，认为大黄是泻药不可以用。袁枚毅然服下，三剂而愈。于是赋诗致谢："药可通神信不诬，将军竟救白云夫。医无成见心才活，病到垂危胆亦粗。岂有鸩人羊叔子？欣逢圣手谢夷吾！全家感谢回天力，料理花间酒百壶。"诗中所说的"将军"即中药大黄的别名。大黄呈黄色，以颜色而得名"大黄"。因其药用功能推陈致新，作用极为峻快，"夺土郁而通壅滞，定祸乱而致太平"。元代王好古在《汤液本草》中说："大黄，阴中之阳药，泄满，去陈垢而安五脏，谓如定勘祸乱以致太平无异，所以有将军之名。"张景岳把大黄、附子并称为药中之良将。大黄主产四川，故大黄又名"川军"。

### 5. 当归药名有三种说法

当归为伞形科植物当归的干燥根。中医学认为当归味甘辛，性温，入心、肝、脾经，具有补血活血、调经止痛、润肠通便的功效。主治血虚萎黄、眩晕心悸、虚寒腹痛、瘀血作痛、肢体麻木、跌打损伤及血虚肠燥便秘等。

当归的命名说法有三：一是与功能有关，因为"能使气血各有所归，当归之名必因此出也"。二是与产地有关，因为产在当州的"蕲"为道地药材（《本草纲目》有"蕲"即古"芹"字。郭璞注云："当归也，似芹而粗大。""蕲"和"归"音韵相通，因此名当归，这与现今称当归为"秦归""西归""岷归"之意相同）。三是与以药寄情相关，如李时珍《本草纲目》中所说："古人娶妻为嗣续也，当归调血，为女人要药，有思夫之意，故有当归之名。"正与唐诗"胡麻好种无人种，正是归时又不归"之意相同。

### 6. 薯蓣改名山药的缘由

山药，在《神农本草经》中称为薯蓣。薯蓣为何改名山药呢？这是因为唐代有个皇帝名李豫，"蓣"与"豫"同音，在封建时代就侵犯了至高无上的帝王名讳，只好改"蓣"为"药"，改称"薯药"。到了宋朝，有位皇帝名赵曙，这"薯"字又犯忌讳，为了避讳，只得又把"薯"字改成山字。从此以后，"薯蓣"就改名为"山药"。

### 7. 中药骨碎补是明宗皇帝命名的

中药骨碎补为水龙骨科多年生草本蕨类槲蕨植物的干燥根状茎，味苦，性温，入肝、肾经，具有补肝肾、续筋骨、活血止痛的功能。主治腰膝筋骨酸痛、外伤瘀血作痛、肾虚久泻、耳鸣牙痛等症。

关于骨碎补的药名有个故事。相传后唐明宗皇帝李亶外出围猎时，突然从附近的树木中蹿出一只金钱豹，吓得皇帝身边的一位最得宠的皇妃从马上摔下来，筋断骨裂，鲜血直流。当时，御医不在身边，一名卫士从岩石上采来一种草药，捣烂后敷在皇妃的伤口上，起到了止血止痛的效果，后来继续用这种草药为皇妃将骨病治愈。对此，皇帝大喜，亲自命名此药为"骨碎补"。

### 8. 仙鹤草与乾隆的传说

在民间，劳苦大众干活干到精疲力尽，俗称"脱力"，用脱力草煮水来喝可消除疲劳，恢复体力。脱力草是仙鹤所食之草，所以又名仙鹤草。

传说乾隆第二次下江南的时候，被一家中药铺的"天下第一家"牌匾所吸引，好奇之余便走进了这家中药铺，更奇怪的是药店的掌柜和伙计全是鹤发银须的老者。乾隆向掌柜探求高寿秘诀，老人写下十六个字赠言："吐纳肺腑，活动筋骨，十常四勿，适时进补。"并告知进补可不是服用参茸，而是原野之上那貌不惊人的仙鹤草。"用仙鹤草与红枣同煮吃，气血双补，还可延年益寿。"乾隆听闻如获至宝，回到京城，便命人广采仙鹤草，如法常食。乾隆皇帝 25 岁登基，活到 89 岁，是中国历史上掌权时间最长的皇帝，也是最长寿的皇帝。乾隆皇帝长寿，与乾隆皇帝注重养生和常服仙鹤草有关。仙鹤草补虚不仅在民间盛行，医家也十分青睐。现代名医干祖望称仙鹤草为"中药小激素"；四川省名中医余国俊谓仙鹤草"扶正力宏而不留邪，绝无西药激素的不良反应"；国医大师朱良春善用仙鹤草扶正补虚的功能来治疗"气血虚弱之眩晕"。

### 9. 木瓜为治小腿抽筋要药

木瓜为蔷薇科植物灌木贴梗木瓜的干燥成熟果实，味酸，性温，入肝、脾经，具有平肝舒筋、和脾化湿的功效。主治湿痹脚气、霍乱吐泻、腹痛转筋等症。

宋代名医许叔微在《普济本事方》中记载：安徽广德顾安中患脚气筋急腿肿，不能行走，只好乘船回家，在船上，他无意将两脚搁在一盛满木瓜的麻袋上，下船时登岸，发现肿胀的脚已减轻，疼痛消失，于是询问船家麻袋中所装是木瓜。顾安中回家后即买木瓜切片装入袋中，每日用病脚搁在木瓜袋上，不久脚气病痊愈。因此，中医认为木瓜为治疗腓肠肌痉挛（小腿抽筋）要药。

### 10. 巧吃人参不上火

人参性温，吃人参容易上火，表现是口干口苦，口舌生疮，甚则流鼻血等。但韩国韩医大学韩商填教授临床研究表明吃人参不上火。2002年 5 月至 11 月，他对 160 名韩国人和 160 名中国人进行吃人参临床试验。方法是每人每天吃 3 g 人参，共服用 4 个月，4 个月后检查吃人参的人没有出现上火现象，结果受试者基本没有"上火"现象。故得出吃人参不上火的结论。

李老认为虽然韩国研究吃人参不上火，但人参是温性补气药，没有气虚或者湿热体质的人群，不宜超量服用和久服人参，尤其是多年生园参和野山参，否则会出现流鼻血、生口疮、口干舌燥等上火症状。那么吃人参多少适合呢？鲜参与干参不一样；园参和野山参不一样；身体虚弱的和身体强壮的人服用人参的量不一样；老年人跟年轻人不一样；用人参作为滋补品与用人参治病的用量也不一样；轻症和重症用人参约量不一样；只吃一次人参（人参纯乌鸡）与天天吃人参不一样。一般说来，野山参的用量比人工栽培的园参用量要少许多。成人每日用野山参 0.3～0.5 g 即可；红参可用 3～5 g；白晒参可用 6～9 g；参须的用量 10～12 g。要根据病情需要来掌握人参的用量。

### 11. 枸杞子能延年

枸杞子为茄科多年生小乔木枸杞的干燥成熟果实，味甘，性平，入肝、肾经。具有滋补肝肾、益精明目的功效。主治肝肾阴虚和精血不足所致的头昏目眩、视物不清、腰膝酸软、阳痿遗精、消渴、消瘦等症。枸杞子是延年益寿的佳品，在古代枸杞子视为灵物，宋代有"服用枸杞长生不老"之说。我国从汉代起就把枸杞子当作保健强身、延年益寿名贵中药材，应用至今已有 2000 多年历史。

这种中药有 5 个名字，春天叫"天精"；夏天叫"枸杞"；秋天叫"地骨"；冬天叫"仙人杖"，还有一个别名叫"西王母杖"。枸杞甘平无毒，久服可坚筋骨，轻身不老。

### 12. 成语"良药苦口"的由来

黄连为毛茛科多年生草本植物黄连的干燥根茎，味苦性寒。入心、肝、胆、脾、胃、大肠经。具有清热燥湿、泻火解毒、除疳安蛔的功效。主治心火炽盛、烦热神昏或心烦不寐、目赤肿痛、湿热呕吐、腹泻痢疾、痈疮肿毒等症。

成语"良药苦口"的由来：黄连以其"根如连珠而色黄"得名，另一说法为因其"根黄、花黄、实黄皆土黄色"，所以才称之为黄连。"良药苦口"这一成语，出自《韩非子·外储说左上》，书中说："夫良药苦于口，而智者劝而饮之，知其人而已疾也。忠言拂于耳，而明主听之，知其可以致功也。"意思是说，药虽苦却可以治病。一个人如果有了缺点和错误，善意劝诫或尖锐批评，听起来可能会暂时不舒服，但是很有益处，所谓"忠言逆耳利于行，良药苦口利于病"。如能像韩非子说的那样，"饮之"，"听之"，就能知道药已愈疾，收到功效了。有一句歇后语这样说："哑巴吃黄连，有苦说不出。"中药黄连之味苦可谓闻名天下。黄连的苦味成分主要是黄连素。据实验，用 1 份黄连素加上 25 万份的水，配制出的溶液仍具有苦味。黄连之苦正可以视为是对中药黄连的赞誉，黄连可是一味地道的"苦口良药"。

### 13. 一味丹参功同四物

丹参为唇形科多年生草本植物丹参的干燥根，味苦，性微寒，入心、肝经，具有活血通络、凉血消肿、除烦清心的功效。主治痛经经闭、腹部肿块、瘀血作痛、痈肿疮毒、烦热不安等症。

《本草汇言》称"丹参一物而有四物之功，补血生血功过归、地，调血敛血力堪芍药，逐瘀生新性倍芎䓖……"，意思是说丹参一味药即有由当归、川芎、熟地、白芍组成的四物汤的功效，一味丹参功同四物的说法虽然有些言过其实，但也说明了丹参具有较好的活血补血功效。现代药理研究证实，丹参能扩张冠状动脉、预防血栓形成，具有抗氧化、调节血脂的作用，适用于冠心病心绞痛、脑血管疾病、高血压病、血栓性疾病、月经不调以及各种瘀血阻滞证候。故丹参在临床上广泛应用，中成药如丹参注射液、丹参滴丸、丹七片广泛用于临床。

应用丹参要注意：①丹参不能与藜芦同用。②有文献报道，应用丹参制剂（如丹参注射液）出现皮肤瘙痒、心悸、心律失常、腹胀、腹痛等不良反应，应及时停药。③月经过多和孕妇忌用丹参。

### 14. 三七活血止血又有滋补作用

三七为五加科多年生草本植物三七的干燥根，味甘微苦，性温，入肝、胃经，具有活血化瘀、止血、消肿定痛的功效。主治一切血症。其实三七还具有人参一样的补气作用。三七与人参同属于五加科植物，三七又名参三七，含有参字的中药一般具有人参一样的补气作用。药理研究表明：三七所含的皂苷与人参所含的皂苷相似（三七含有人参皂苷和三七皂苷），表明三七与人参同样具有滋补强壮作用，三七与人参在滋补强壮、补血养血、增强免疫功能、改善血液微循环和血液流变学指标等方面有相似的功效。故三七特别适用于气虚血瘀证的中老年人服用。

### 15. 陈立夫与云南白药之缘

云南白药为国家保密处方，主要成分是三七，具有化瘀止血、活血止痛、解毒消肿的功效。用于跌打损伤、瘀血痛肿、吐血、咯血、便血、崩漏下血、疮疡肿毒以及皮肤感染性疾病。

国民党政府时期财政部长陈立夫曾写过一篇文章中述说关于云南白药一段往事："1942 年余去昆视察教育，云南省主席龙云临别时送余上等云南白药十二瓶。在回南京途中，车达贵州境，见一卡车翻覆，两位司机一死一伤，伤者奄奄一息，余忽思及云南白药，遂将之溶于水，强灌入口，待片刻稍息微动，小心抬入余车后座，送至盘县医院，留一名片及地址而去。不久接到司机恳人代笔谢函，始知其愈后欣喜不已。其后亲友中有重伤者，以云南白药赠之，无不获愈。"

### 16. 生姜为呕家圣药

生姜为姜科多年生草本植物姜的根茎，味辛，性温，入肺、脾经，具有温胃止呕、散寒解表、温肺止咳的功效。主治外感风寒、胃寒呕吐、风寒客肺咳嗽等病症。孙思邈说生姜为呕家圣药。此外，生姜还有防腐、解毒的作用。

孔子嗜好生姜，谓"三月不知肉味，而从不舍弃生姜"，孔子享年73 岁，可能与吃生姜养生有关。苏东坡在《东坡杂记》载：有一位法号净寺的方丈，年龄已经 80 多岁，仍然仙风道骨，鹤发童颜，身体健康，人们问他何以如此强壮，他回答说，是他"不撤姜食"的缘故。研究证明：生姜含姜辣素有很强的抗氧化作用，不仅能防止脂肪食品的氧化变质，还能抑制体内氧化脂质的产生，从而起到抗衰老的作用。

生姜是可药可食的佳品：生姜既可作蔬菜，又可作调料，还能入药治病，用途非常广泛。民间流传有关干姜的歌谣很多，如"冬吃萝卜夏吃姜，不劳医生开处方""晨吃三片姜，赛过人参汤"，这些歌谣表明生姜是家庭常备的调味佳品，又是防治疾病的良药。

### 17. 生姜解毒治喉痈的案例

生姜为姜科多年生草本植物姜的根茎，具有解毒的作用。下边介绍生姜解毒的医案。

宋朝《夷坚志》书中记载了生姜治愈喉痈的故事：广州府通判杨立之咽喉生疮红肿，溃破而流脓血，寝食俱废，请多位医生诊治均无效。一日遇到名医杨吉老，杨大夫看完病后说："这病很特殊，必须吃生姜一斤，然后才能服药，若不这样治肯定治不好。"杨大夫走后，病人的儿子说："咽喉溃破流脓疼痛难忍，怎么能再吃生姜呢？"疑问之余，又深信名医的医术，抱着试试看的想法，杨立之先吃了一二片生姜，感觉姜的味道甘甜而香，再吃生姜更觉香甜。吃了半斤生姜时，咽喉疼痛渐渐减轻；吃完一斤生姜，感到姜味辛辣，此时咽喉中已无脓血，可以进食喝米粥。再请杨吉老复诊，并询问是何原因。杨大夫说："你在南方做官，必然多吃鹧鸪，鹧鸪鸟好吃生半夏，吃鹧鸪时间久了必定中半夏毒，毒侵咽喉故发此病。生姜专解半夏之毒，用生姜治疗，药对病证。你所中的毒已被清除，不用再吃别的药了。"这则故事证明了生姜能解半夏中毒。

### 18. 莱菔子能解人参中毒

莱菔子为十字花科一年生草本植物萝卜的成熟干燥种子，味甘辛，性平，入肺、脾经，具有降气定喘、化痰消积的功效。主治咳嗽痰喘、食积气滞、胸腹胀满、痢疾后重等症。

清代陈其元《庸闲斋笔记》记载了莱菔子解人参毒的故事：陈其元的曾祖父陈通奉对中医有很深的造诣。一次接到皇帝的命令进京诊病，"一时求诊者，充门塞户"，直看到深夜病人才渐渐散去。这时，皇帝的哥哥仪亲王永璇忽然派人来接大夫给仪亲王福晋看病。陈老先生因为过度疲劳，推辞不欲前往，派来的使臣要求先给些药丸服，等天亮后再接去诊治。陈老先生既不知道所患何病，又无药可给，正巧桌子上有一包莱菔子末，就顺手给了使臣，让先服此药（莱菔子药性平和，没有毒性，用它敷衍一下）。第二天先生还没起床，外面已是马蹄声隆隆，仪亲王亲自乘车赶来拜谢。说昨晚夫人烦闷欲死，服了先生一剂灵丹，霍然病除，安睡至今，现在请先生去复诊。原来亲王的夫人是感受风寒，其烦闷欲死是因为过度服用人参中毒所致，用莱菔子解毒正好对症，所以服药见效甚速。

### 19. 柳宗元受骗话茯苓

茯苓为多孔菌科真菌茯苓的菌核，多寄生于松科植物赤松或马尾松的树根上。中医学认为茯苓，味甘淡，性平，入心、肺、脾、肾经，具有利水渗湿、健脾宁心功效。主治肾炎水肿、肾炎尿毒症、心源性水肿、营养不良性水肿、慢性支气管炎、结核性胸膜炎、肝硬化腹水、宫颈炎及附件炎等。

《柳宗元集》记载：唐代文学家、思想家柳宗元（公元 773～819年）有一天突然患病，脘腹部胀闷不舒，心慌，去找医生诊治。医生诊完后用茯苓这味药治病，柳宗元从街上买了药，回家煎煮好服下。药后病情不但没有减轻，反而更加严重了。柳宗元派人把医生叫来告诉他服药无效并加重的情况，并质问其原因。医生听完后，要求看一下药渣，医生看完药渣后说：您煮的是芋头，不是中药茯苓，一定是卖药的人为了赚钱用假药来欺骗您。于是柳宗元专门撰文《辨伏神文并序》，申辨茯苓伪劣，申明茯苓的功效，警告世人，避免上当。

### 20. 茯苓为仙家食品

茯苓为寄菌多孔菌科茯苓的干燥菌核，有强身祛病，延年耐老，润泽肌肤的作用。我国古代把茯苓定为仙家食品。

传说康熙皇帝幼年体弱多病，老中医巧制糕点茯苓饼，既好吃又健体，深得康熙的喜爱，天天食用。日久康熙面色红润，身体强壮。茯苓药性平和，既能健脾渗湿，又可扶正祛邪，有补而不峻、利而不猛的特点，且无明显的毒副作用，适宜长期服用。老年人多有脾虚，适量地服用茯苓有利于中老年人的健康长寿。

茯苓是药食两用的滋补珍品。慈禧太后喜用茯苓做成糕点食品和饮料服用，以求保持皮肤洁白细腻。现在食品工业亦将茯苓制成茯苓酥、茯苓糕、茯苓饼、茯苓酒等茯苓食品，是深受大众欢迎的保健食品，北京特产茯苓饼、云南的饮料去渣茶精（茯苓、薏苡仁、山楂、赤小豆、灯芯等）都是用茯苓制成的颇负盛名的食品。在湿度较大的地区和场所，茯苓可作为重要的食疗品种。有的国家把茯苓作为海军常用药物及滋补品的原料。

### 21. 茯苓止汗验案

钟某汗出如雨，左卧则汗出于右，右卧则汗出于左，仰卧则汗出于胸，俯卧则汗出于背，经六家医院的十二位大夫用一百多付汤药治疗无效，后用民间验方，茯苓二两水煎服，二剂汗止。为什么茯苓能止汗？陈修园说："观仲景茯苓甘草汤、茯苓桂枝白术甘草汤、真武汤三方，皆以茯苓为君，皆治汗出不止。汗之大泄必引肾水上注，非茯苓不能镇之。"张锡纯说："茯苓伏藏之性，又能敛抑外越之水气转而下注，不得作汗透出，兼为止汗之要药。"

### 22. 决明子为眼科要药

决明子为豆科一年生草本植物决明的干燥成熟种子。味甘、苦、咸，性微寒，入肝、胆经。具有清肝通便、明目收泪的功能。主治头痛头晕、目赤流泪、昏暗不明、内热便秘等症。

决明子是我国历史上最早用的眼科药，《神农本草经》记载：决明子"主青盲，目淫肤赤白膜，眼赤痛泪出，久服益精光"。清代名医黄宫绣盛赞决明子为"治目收泪之要药"。传说古代有一老者常饮决明茶，眼明体健。研究表明，服用决明子后，可使眼中乳酸脱氢酶（LDH）活性提高，增加眼组织中的三磷酸腺苷（ATP）含量，从而具有扩张末梢血管的作用，能改善视网膜及视神经的血液循环，促进水肿吸收，消除眼肌麻痹和视力疲劳，因此可防治近视眼、老花眼，还可防止和延缓老年性白内障的发生和发展。

### 23. 土茯苓是治梅毒要药

土茯苓味甘、淡，性平，入肝、胃、肾经，具有解毒除湿、通利关节的功效。临床用治杨梅毒疮、肢体拘挛、筋骨疼痛、淋浊带下、痈肿瘰疬、湿疹瘙痒等病症。水煎服一般用 15～30 g，大剂量可用至 60～100 g。

新中国成立之初，由于旧社会遗毒所害，有很多患有杨梅毒疮的病人。那个年代缺乏青霉素等西药治疗，医生常规用轻粉医治，愈而复发，久则肢体拘挛，变为痈漏，延绵岁月，竟致废笃。传说有一个染上梅毒的人自知无可医治，又羞于见人，乃穴居山野以度残生，渴饮山泉水，饥食野果，生啖山地粟，数月后病竟奇迹般地痊愈恢复如初。他总结经验认为山地粟有治杨梅毒疮的功效，将此法传于世，戒恶习，潜心习医，后来成为当地名医，救济众生。这个故事中的"山地粟"，实为中药土茯苓之别名。该药入药较晚，张山雷说："自濒湖《纲目》，始以药入本草。"即自李时珍《本草纲目》才开始把土茯苓收入药书中。宋代苏颂《本草图经》始有"施州土人用以敷疮颇效"。

### 24. 一坛菖蒲酒卖个五品官

菖蒲为天南星科多年生草本植物石菖蒲的干燥根，味辛、苦，性温，入心、胃经，具有通窍除痰、醒神健脑、去湿开胃的功效。主治神昏癫痫、健忘耳鸣、脘痞满闷不饥、下痢等症。

民间有用菖蒲浸酒喝的习惯。山西省垣曲县出产菖蒲酒已有 2000 多年的历史，被历代宫廷列为端阳节必饮的御用酒浆。历代皇家都视菖蒲酒为滋补玉液。到了明代，每到农历五月初五端阳节，皇帝除了自己饮用外，还赐给官宦内臣一起品尝。垣曲菖蒲酒采用了九节菖蒲这种名贵药材，制作高级滋补药酒，有抗衰老和强身健体的功效。

《后汉书》中记载：有个叫孟佗的人极想当官，但又缺才无功，于是不惜重金买了一坛菖蒲酒，送给当朝宰相张让。张让收到后喜形于色，当即下令，封孟佗为凉州五品刺史。一坛菖蒲酒换来五品刺史的官职，可见菖蒲酒之身价不凡。"评酒家"爱新觉罗·溥杰先生，曾为菖蒲酒写过一首赞美诗，诗曰："名酒溯源肇炎汉，历代曾闻列御膳，琼浆玉液庆延龄，盈轶连牍见经传。"

### 25. 神农采药遇"神箭"

神箭为天麻别名，天麻为兰科多年生寄生草本食菌植物天麻的干燥块茎，味甘，性平，入肝经，具有平肝息风，定惊止痉的功效。主治眩晕头痛、惊痫抽搐等症。

传说远古时代，神农氏到深山采药，不小心摔倒在地。他刚要爬起来，忽见翠绿的草丛中有一棵长得奇特的植物。这棵植物赤褐色的茎秆上，没有一片绿叶，似箭杆插在地里。他伸手拔起，带出黄褐色的块茎，带回煮吃，发现此种植物的块茎能治很多疾病。神农氏认为这是神箭的遗留物，就称之为"神箭"。因茎秆为赤色，又称"赤箭"。这种植物就是天麻。宋代科学家沈括在《梦溪笔谈》中指出："赤箭，即今之天麻也。"

### 26. 死囚献白及止血秘方

白及为兰科多年生草本植物白及的干燥块茎，入肺、胃、肾经，具有化瘀止血、补肺生肌的功效。主治咳血、吐血、衄血、外伤痈肿、烫伤、皮肤燥裂等症。

《夷坚志》记载：台州狱吏对一个死囚颇怀怜悯之心，使该囚犯很受感动。囚犯告诉狱吏说：我七次犯重罪，屡遭刑讯拷问，使肺部受伤以至于呕血。多亏有人传我秘方，我靠此方止血恢复健康。具体方法是用白及为末，米饮调服，止血效如神。死囚处死前献出白及止血秘方。

囚犯被处死后解剖胸部看见肺部有十余处被伤的窍穴，都已经被填补，白及药的颜色还没有改变。狱吏牢记此方，后转告其友洪迈。洪迈在赴任洋州途中，用白及末治愈咳血不止、肺部出血，生命垂危的侍卒，挽救了侍卒的性命。现代药理研究表明，白及的主要化学成分为白及胶，白及胶为黏胶质，具有良好的止血作用，其原理是使血细胞凝集，形成人工血栓而达到止血作用。实验研究证明：白及末的止血效果迅速而确实优于紫珠草、大小蓟。白及药名的由来，李时珍在《本草纲目》中说，白及"其根白色，连及而生，故名白及"。

### 27．杜仲补肾能治脚软无力

杜仲为杜仲科杜仲属植物落叶乔木杜仲的干燥树皮，味甘、辛，性温，入肾、肝经，具有补肝肾、强筋骨、安胎的功效。主治筋骨软痹、四肢酸痛、肾虚尿频、胎漏、胎动不安、头晕目眩等症。

李时珍在《本草纲目》中记载用杜仲治愈脚病的医案：有一位少年娶妻后得了腿脚发软无力的病，酸痛得很厉害，医生诊为脚气病，多治不好。后经孙琳诊断为肾虚脚痛，用杜仲 30 g，酒水各半煎服。治疗三天后就能走路，又过三天病就完全好了。孙琳认为，少年是新婚色欲过度伤肾致病，用杜仲能补肾又能强筋壮骨，加少量酒能活血化瘀，疏通经脉，故可治愈肾虚脚软无力。

### 28．补益强壮的女贞子

女贞子又别名冬青子，为木犀科常绿灌木女贞的干燥成熟果实，味甘苦，性平，入肝、肾经，具有滋补肝肾、强壮腰膝、明耳目、乌须发的功效。主治阴虚内热、腰膝酸软、耳聋目暗、须发早白、心悸失眠等症。

传说在秦汉时期，杭州有位才貌双全的姑娘，喜欢上一个才学出众的英俊秀才，姑娘父母嫌秀才家庭贫穷，将姑娘许配给县令的儿子。姑娘瞧不起那些只会吃喝玩乐的纨绔子弟，坚决不从，忿而自杀身亡。穷秀才听说后忧郁成疾而卧床不起，身体瘦弱，须发皆白。一天秀才硬撑着来到姑娘的坟前吊唁，看到坟上有一棵枝繁叶茂、果实累累的树，如姑娘一样亭亭玉立，于是抱着树痛哭，久久不愿离去，感到腹中饥饿，全身无力，便坐在地上休息。这时，树上落下许多果实，秀才拾起来就吃，感觉味甘而直沁心脾，不但解了腹中饥渴，还感觉身体强壮了许多。于是，穷秀才便采摘树上的果实带回去继续吃，不久身体康复，须发得黑。穷秀才吃的这种果实命名为女贞子，作为补益强壮药而流传至今。

### 29."虎守杏林"的趣事

蔷薇科落叶乔木杏树的干燥成熟种子称为杏仁，为常用的止咳化痰药。杏仁味苦，性温，有小毒，入肺、大肠经，具有止咳平喘、下气润燥的功效。主治外感咳嗽、气逆喘满、痰多及肠燥便秘等症。

杏与中医有不解之缘，中医界又称为杏林。据晋代葛洪《神仙传》记载：三国时期有位名医叫董奉，隐居江西庐山。他医术高明，医德高尚，给人治病从不收医药费，只让治好病的病人在他的住处周围种上几棵杏树。经过数年，所种的杏树成林，一大片杏林郁郁葱葱，被称为"董仙杏林"。杏子成熟后，董奉就用杏子换来稻谷，救济贫苦百姓。后来，对医术高明、品德高尚的中医常用"誉满杏林""杏林春暖"等词赞誉。据传说，有一次一只老虎张着大口来到董奉住处，有求救状。董奉仔细观察，见虎喉中被一骨卡住，他冒着生命危险，从虎口中取出骨头救了老虎的命。老虎为了报答救命之恩，从此不愿离去，而为董奉看守杏林。中药店堂常常挂有"虎守杏林"的条幅，比喻医术高超，是来源于此典故。

### 30. 菊花延年益寿又抗衰老

菊花为百姓家庭和公园摆设的大众花卉。菊花可做菊花饼、菊花酒、菊花茶，菊花又是一味中药，有清肝明目的作用。现代研究表明，菊花还能延年益寿有抗衰老的作用。菊花为菊科多年生草本植物菊的干燥头状花序，中医认为菊花味甘、苦，性微寒，入肺、肝经，具有疏风除热，清肝明目的功效，主治头目风热、眩晕头痛、目赤肿痛等症。

（1）古人说菊花是神仙之食。菊春生夏茂，秋花冬实，饱经霜露，备受四时之气，叶枯不落，花槁不谢。菊花不畏秋寒、霜重色愈浓是因为在低温环境中，菊花体内淀粉在酶的作用下溶解于水中而成单糖，增加了细胞液的浓度，所以不易结冰受冻而能抗寒。久服菊花，有延年益寿的功效，故称为神仙之食。

（2）菊花古时雅称为"延寿客"。菊花入药始载于《神农本草经》，列为上品，有"久服利血气，轻身耐老延年"的记载。《荆州记》载："南阳郦县（今河南省内乡县境内）北八里有菊水，其源旁悉芳菊，水极甘馨。谷中有三十家，不复穿井，仰饮此水，上寿百二十三十，中寿百余，七十犹以为早夭。"清朝扬州八怪之一郑板桥写诗赞美菊花的功效："南阳菊水多蓍旧，此是延年一种花。八十老人勤采啜，定教霜鬓变成鸦。"

（3）菊花可酿菊花酒。"菊花酒，服之轻身耐老，令人长寿。"古代的皇帝，称菊花酒为长寿酒。唐中宗登慈恩寺做寿，群臣献的就是菊花酒。常饮菊花酒，有养肝、明目、健脑、抗衰老的功效。

（4）清朝从康熙到光绪，经历了 8 个皇帝，这 8 个皇帝的平均寿命为 53 岁，历代皇帝均喝菊花延年益寿，抗衰老。作为同治光绪两朝的实际统治者——慈禧太后的寿命高达 73 岁，慈禧太后长寿的原因，与她长期服用长寿药膳和补益药有很大关系。据《慈禧光绪医方选议》记载："菊花延龄膏是慈禧一生中，最喜爱吃的药膳，特别老年时期更是每天必进之膳。"菊花延龄膏中的菊花能疏风泻热、清肝明目、解毒消肿，菊花尚有滋补作用。慈禧太后肝经有火，肺胃有蓄热，又届耄耋之年，故服用补泻兼施的菊花延龄膏，可达到轻身耐老的作用。

### 31. 金银花又称为鸳鸯花

北京的老百姓在庭院里喜欢栽种金银花。金银花为忍冬科多年生常绿缠绕灌木忍冬的干燥花蕾。金银花味甘，性寒，入肺、心、胃经，具有清热解毒的功效，炒炭能凉血止血，为治疗风热犯肺的常用药。

金银花雌雄花蕾成对生长，夏季开花。初放时洁白如银，数日后变为金黄，新旧相参，黄白相映，形成一金一银色调，散发浓香。金银花被人们爱称为鸳鸯花，有诗为证："天地细细蕴夏长，金银两宝结鸳鸯。山盟不以风霜改，处处同心岁岁香。"

## 32. 妇科良药话红花

红花为菊科一年生草本植物红花的干燥管状花，红花味辛，性温，入心、肝经，具有活血化瘀通经的功效，主治月经不调、产后腹痛、癥瘕积聚、外伤瘀血肿痛、痈疽肿痛等症。

我国宋朝有一个用红花治妇科病的病案介绍如下：宋代《养疴漫笔》和宋代顾文荐《船窗夜话》均记载了用红花煮水采用熏蒸法救治一位昏迷产妇的病案：宋代医家浙江奉化人陆酽医术精湛，当时极有盛名。新昌县有一徐姓妇女得了产后病，不远二百余里去请陆酽，陆酽刚到，产妇已经昏死过去，只是胸膈部位尚温。陆酽仔细诊脉后说：这是产后血晕（血闷），快去买红花二斤，还可以救活。红花买来后，陆酽用大锅煮药，等到药汤煮沸，倒入大木桶中，然后上面加一花格木窗，让产妇躺在上面，以药汽熏蒸。药汤稍冷，就再换一桶。不大一会，产妇的手指能动，半天后终于苏醒了。红花具有活血化瘀的功效，陆酽利用熏蒸疗法，使药汽作用于人体发挥药效，抢救了濒死而不能服药的危重病例，值得称道。

红花有南红花与藏红花（西红花、番红花）两种，功效同中有异，藏红花除活血化瘀的功效之外，尚有补血养血的滋补作用。

## 33. 用柴胡的体会

百病皆生于气，李老治病开方多用柴胡疏肝理气。

临床应用柴胡一是柴胡疏肝止痛，一般用柴胡 10 g 配白芍 15 g，有四逆散或柴胡舒肝散之意。治胸胁疼痛，若疼痛较甚加元胡、郁金，有金铃子散之意（用郁金代川楝子）。二是用柴胡退热，遇有发烧患者，肌注柴胡注射液 2 mL 退烧效果很好。治感染性疾病伴有发热也可用柴胡退热，用量 15～20 g。风寒感冒与风热感冒均可配柴胡退热。三是柴胡有升阳益气的作用，治气虚下陷证重用黄芪补气，还要配柴胡升阳益气，取方剂补中益气汤之意。

柴胡临床应用很广泛。柴胡能够升发疏散，驱少阳之邪外出，故能和解退热。柴胡能升发阳气，条达气机，故能舒肝解郁，疏气调经，有间接益气之效。

### 34．白术的妙用

白术具有补气健脾之功，加工炮制后功效有别：生白术通便、焦白术止泻、炒白术健脾。

白术为菊科多年生草本植物白术的干燥根茎，味苦、甘，性温，入脾、胃经。具有健脾益气，燥湿利水，止汗安胎的功效。水煎服一般用量6～15g，亦可入丸、散、膏剂。临床应用白术，要健脾燥湿利水宜用炒白术；要补气健脾止泻宜用焦白术；脾虚便秘宜用生白术，要用大剂量30g。

白术治便秘首见于《伤寒杂病论》："伤寒八九日，风湿相搏，身体疼烦，不能自转侧，不呕不渴，脉浮虚而涩者，桂枝附子汤主之。若其人大便硬，小便自利者，去桂加术汤主之。"此后，历代医家对白术通便均有论述。白术甘而柔润，健脾益气，升清降浊，且无伤阴之弊，为通便之良药，通便宜用生白术，剂量要大，至少要用生白术30g，有文献报道用一味生白术60～120g治便秘。治脾虚津伤、大肠失运的便秘，与玄参、麦冬、生地、当归同用则健脾助运、润腑通便疗效更佳。

白术含挥发油，油中主要成分为苍术酮、苍术醇、白术内酯等。研究表明白术有调节胃肠动力、增加肌力而有助于排便。

### 35．刘寄奴为治大便脓血要药

传说刘寄奴是南朝皇帝刘裕发现的，刘裕小名寄奴，故将此药命名为刘寄奴。刘寄奴为菊科多年草本植物奇蒿的干燥的地上部分。刘寄奴分北刘寄奴与南刘寄奴两种，临床用南刘寄奴较多，南刘寄奴以子穗色黄如小米，且密生，叶绿无霉、不发黑、身干、梗红者为优。

刘寄奴味辛、苦，性温，入心、肝、脾经。具有散瘀止痛、破血通经、消食化积的功效。主治跌打损伤、肿痛出血、血瘀经闭、产后瘀痛、食积腹痛、赤白痢疾等症。

治赤白痢疾可单用水煎服，亦可配伍乌梅、干姜，赤痢重用乌梅，白痢则干姜加量。临床报道，用刘寄奴治疗急性细菌性痢疾 34 例全部治愈。

药理研究表明，刘寄奴水煎液对宋内氏痢疾杆菌、福氏痢疾杆菌等有抑制作用。

### 36. 虎杖为治肝胆湿热良药

李老治肝胆湿热证习惯用虎杖配茵陈，虎杖为蓼科植物虎杖的干燥根茎和根。味苦，性微寒，入脾、肝、胆、肺经。具有健脾和中、利湿退黄、清热解毒、散瘀定痛、化痰止咳的功效。主治湿热黄疸、淋浊带下、闭经痛经、肺热咳嗽、热毒痈肿、水火烫伤、毒虫咬伤等症。水煎服一般用 10～15 g。

虎杖主要的药理作用是镇咳平喘、抗菌、抗病毒。药理研究表明虎杖对流感病毒、单纯疱疹病毒、腺病毒、乙型肝炎病毒均有明显抑制作用。

### 37. 滋补强壮话灵芝

京剧有一个剧目叫《盗仙草》，仙草就是灵芝。灵芝自古以来被认为是吉祥、富贵、美好、长寿的象征。灵芝为多菌科植物真菌赤芝或紫芝的子实体。李时珍《本草纲目》记载灵芝有青、赤、黄、白、紫色五种。据全国中药资源调查发现，我国仅存赤色和紫色两种野生灵芝。灵芝的原料主要分为三大类，即灵芝的实体、灵芝孢子（粉）及灵芝发酵菌丝体。

灵芝味甘，性平，入心、脾、肾经，具有滋补强壮、扶正固本的功效。主治机体衰老、免疫功能低下、急慢性肝炎、冠心病、神经衰弱、肿瘤、高血脂、眩晕失眠、心悸气短、虚劳咳喘等症。灵芝治疗用量 10～15 g，保健用量 3～6 g，研碎冲服，或浸酒服或制片、熬膏等。

现代药理研究从灵芝中分离出 150 余种化合物。能双向调节器官的异常功能，灵芝具有强心、降胆固醇和甘油三酯、保护肝脏、镇静止咳、平喘祛痰、抗肿瘤、抗放射线损伤的作用，还有明显的镇静、镇痛作用。

### 38. 紫菀止咳又通便

李老治便秘，常在辨证处方中加紫菀，以宣通肺气而通便。

紫菀为菊科植物紫菀的干燥根及根茎。紫菀味辛、苦，性微温，入肺、大肠经，具有润肺下气、消痰止咳的功能。主治咳嗽气逆、咯痰不爽、肺虚久咳、痰中带血和大便干燥等症。临证治外感咳嗽用生紫菀；治久咳虚嗽用蜜紫菀。治疗大便干燥用蜜紫菀 20～30 g 以宣肺通便。治咳紫菀能通便有医案为证：

史堪，字载之，北宋四川眉山人，政和年间中过进士和任过太守。同时他又是一位经验丰富的医生。有一天，北宋徽宗时的宰相蔡京因大肠秘固不通，十分难受，虽经御医调治，然病情毫无好转。原因之一，是蔡京不准使用泻下要药大黄，怕损伤正气。正当众医皆感束手时，有人推荐史堪为其诊治。当时尚无名气的史堪不仅未被同行看好，而且往诊时还被蔡家看门人轻之而不报。入室后，史堪经详细切脉诊查一番，并未处方，史对蔡说："给我 20 钱即可。"蔡感到更是莫名其妙，半天没有反应。最后还是叫人给了史堪 20 钱，史堪嘱人买回紫菀一味，当面碾成粉末，叫蔡调水服下。蔡服药后不久，其肠"须臾遂通"，立即见了奇效，蔡惊喜万分，定要史堪讲明道理。史微微笑道："这很简单，气与肺相连，肠乃肺之传送器官。由于你所患的大肠秘固不通是由'肺气浊'造成的，现用紫菀给你清理肺气，这样大肠也就随之而通达，所以药到病除，道理就在这里。"

紫菀是一味止咳理气药，能治便秘却鲜有记载。不过，从药性看，紫菀微温而润，为肺家要药，能开泻肺郁。中医认为，肺与大肠相表里，生理和病理上都相互影响，紫菀能使肺气宣通，气行则津液也行，津液下行得以润泽肠道，便秘则可解。

### 39. 说说细辛用量不过钱

中医开方，细辛用量有不能超过一钱的规定。为什么细辛的用量有不能超过一钱？"细辛不过钱"的说法，最早见于北宋陈承《本草别说》。《大观本草》记载："细辛若单用末不可过半钱匕，多即气闷塞不通者死。"清代严洁在《得配本草》说：细辛"其性极辛烈，气血两虚者，但用一二分，亦能见效。多则三四分而止，如用至七八分以及一钱，真气散，虚气上壅，一时闷绝"。清代罗国纲的《会约医镜》记载："细辛燥烈，不可过用，过用一钱，闷绝而死。"2020年《中华人民共和国药典》将细辛的临床用量规定为1～3 g。北京市中药调剂规程规定细辛用量为3～6 g。

国家中医药管理局主编的《中华本草》记载细辛有小毒。药理研究证实，细辛主要化学成分是挥发油甲基丁香酚、榄香酯素和黄樟醚，也是细辛的毒性成分，为神经阻滞麻醉剂和局部浸润麻醉剂。表现各种刺激症状，继而抑制中枢神经，逐渐使随意运动呼吸运动减退，继而反射消失，终因呼吸中枢完全麻痹而致死。

医生临床应用细辛治病要遵守《中华人民共和国药典》规定。

### 40. 公英能抑杀幽门螺杆菌

对HP感染李老常在辨证治疗处方中加入公英。公英为菊科多年生草本植物蒲公英的干燥全草，味苦甘，性寒，入脾、胃、肝、肾经，具有清热解毒、消痈散结、利湿通淋的功效。药理研究表明，公英对金黄色葡萄球菌、溶血性链球菌、肺炎双球菌、脑膜炎球菌、白喉杆菌、绿脓杆菌、变形杆菌、痢疾杆菌、伤寒杆菌、卡他球菌、真菌以及钩端螺旋体均有抑制和杀灭作用。有学者用100味中药做抑杀除幽门杆菌试验，结果公英抑杀除幽门杆菌的作用名列前茅。

### 41. 说说止咳化痰的贝母

李乾构教授治咳嗽，不论外感咳嗽、内伤咳嗽都用贝母止咳化痰，贝母按产地分川贝母、浙贝母、伊贝母、平贝母四大类。浙贝母为百合科多年生草本植物浙贝母的干燥鳞茎，主产于浙江省。川贝母为百合科多年生草本植物川贝母的干燥鳞茎，主产于四川省。伊贝母为百合科多年生草本植物伊犁贝母的干燥鳞茎，主产于新疆伊犁。平贝母为百合科多年生草本植物平贝母的干燥鳞茎，主产于黑龙江、辽宁、吉林等省。

贝母按功效主要分川贝母与浙贝母两类。川贝母与浙贝母均有清化热痰、止咳散结的功效。然川贝母苦甘微寒，滋阴性强，长于润肺化痰，适用于肺热燥咳及阴虚劳嗽；而浙贝母苦寒降泄，长于清化热痰及开郁散结，适用于外感风邪、痰热郁肺所致的咳嗽、痰黄黏稠难咯及瘰疬痈肿之症。伊贝母及平贝母的效用同川贝母，但效力较次。

北京地区医生临床用浙贝母和川贝母较多。

### 42. 桑叶是药食两用之品

桑叶为桑科植物桑树的树叶。南方人养蚕用桑叶喂食。桑叶是一味辛凉解表的中药，代表方剂如桑菊饮、桑杏汤。临床上治风热感冒和肺热燥咳常用桑叶。

桑叶还是食品原料，可做普通食品、保健食品、饮料、调味料等，已开发的食品有桑叶茶、桑叶面、桑豆腐、桑叶饼干、桑叶豆粉（奶粉）、桑叶酒、桑叶火腿肠、桑叶醋、桑叶酱等。桑叶茶在日本被誉为长寿茶。

桑叶为桑科植物桑树的干燥树叶，味甘性凉，具有疏散风热的功效，临床多用治风热感冒证。桑叶还有止汗的功效，有医案为证：

宋朝洪迈著的《夷坚志》记载，严州山寺有一游僧，形体羸瘦，饮食甚少，夜卧遍身汗出，到第二天早上，衣皆湿透。如此二十年，无药能治。监寺僧曰："吾有止汗验方，为汝治之。"游僧同意用其法治之。翌日天刚亮，监寺和尚就带着游僧来到桑树下，趁晨露未干时，采摘了一把桑叶带回寺中，焙干研末，每次用二钱，空腹时用米汤冲服，每日二次。连服三日后汗止，缠绵二十年的顽疾竟然痊愈了。游僧与寺中众和尚无不惊奇，佩服监寺和尚药到病除。

金元名医朱丹溪在《丹溪心法》一书中记载："经霜桑叶研末，米饮服，止盗汗。"明末清初名医傅青主擅长用桑叶止汗，傅青主的经验方止汗神丹、遏汗丸、止汗定神丹都选用桑叶为主药，并称桑叶为"收汗之妙品。"上海名老中医颜德馨教授，治疗盗汗两年余的60岁老妇，用霜桑叶研末，米饮调服9 g，早晚各服用一次，半月而愈。以上的医案医籍均表明霜桑叶为止汗要药。

### 43. 口苦用黄芩祛火

黄芩入药始载于《神农本草经》，为唇形科多年生草本植物黄芩的干燥根，以条长坚实者为佳。黄芩味苦性寒，入肺、脾、胃、胆、大肠经，具有清热燥湿、泻火解毒、止血安胎的功效。主治肺热咳嗽、血热妄行、湿热下痢、胎动不安等症。水煎服用3～10 g。清热多生用，安胎多炒用，清上焦热多用酒炙，止血多炒炭用。应用黄芩注意：黄芩苦寒，脾胃虚寒者不宜用。

黄芩在临床应用分枯黄芩与子黄芩，枯黄芩为生长期年长的宿很，中空而枯，体轻主浮，善清上焦肺火，专治肺热咳嗽痰黄之症；子黄芩为生长期年短的子根，中实而坚，体重主降，善泻大肠湿热，以治湿热泻痢之症效佳。

### 44. 马齿苋是治疮止泻良药

农村在缺医少药的年代，身上生疮，急性腹泻，人们在田间地头拔马齿苋捣烂敷疮或者泡水喝，很快就疮愈泻止。所以说，马齿苋是治疮止泻良药。

马齿苋为马齿苋科一年生肉质草本植物马齿苋的干燥地上部分。味酸性寒，入大肠、心、肝经，具有清热解毒、凉血止痢的功效。主治热痢脓血、疮疡丹毒、毒虫咬伤等症。水煎服用15～30 g，鲜品用量加倍。外用捣敷患处适量。

马齿苋含有三萜醇类、有机酸、钾、钙盐、黄酮类、氨基酸类，尚含有钙、磷、铁、硒、铬等微量元素，硫胺素、维生素、叶黄素、胡萝卜素、生育酚、谷甾醇和蔗糖、葡萄糖、果糖等化学成分。对志贺氏、宋内氏、斯氏、费氏痢疾杆菌，大肠杆菌，伤寒杆菌，金黄色葡萄球菌有显著抑制作用。故用马齿苋治疗细菌性痢疾、急性胃肠炎、溃疡性结肠炎、直肠炎、化脓性皮肤病（疮毒、疖肿、丹毒、蜂窝织炎、肛周脓肿等病症）有较好的疗效。

### 45. 神曲助消化有酵母片样的作用

患者主诉不想吃饭，吃完饭后脘腹饱胀，李乾构教授常在处方中常用神曲以健脾开胃消食，他认为神曲助消化有酵母片样的作用。

神曲是面粉和中药混合后经发酵而成的加工品。用鲜青蒿 6 kg、鲜苍耳 6 kg、鲜辣蓼 6 kg 切碎，赤小豆 3 kg、杏仁 3 kg 研末，将中药放入 50 kg 麦麸和 30 kg 面粉中混合拌匀，加适量水揉成团块，压平后用稻草或麻袋覆盖，置温室中使之发酵，至外表长出黄色菌丝时取出，切成 3 cm 见方的小块，晒干即成，生用或炒用。神曲以存放陈久，无虫蛀，气味香醇者为佳。

神曲味甘辛，性温，入脾、胃经，具有健脾和胃、行气消食的功效，主治食欲不振，饮食停滞，脘腹胀满等症。水煎服用 6～15 g，开胃宜生用，消食宜炒用。

神曲为一种酵母制剂，主要化学成分有淀粉、酵母菌、挥发油、苷类物质、复合维生素 B、脂肪油、麦角甾醇、蛋白质等。因神曲内含有酵母菌，可视为一种酵酶类助消化药，具有健胃消食作用。神曲内含有维生素 B 复合体、酶类、麦角甾醇和蛋白质，能通过氧化供给能量，促进人体对食物中的淀粉、脂肪、蛋白质的消化和吸收。

### 46. 介绍沉香曲

我国江浙一带老百姓，出现风寒夹食积时，不去请医生诊病，而是去药店买两块沉香曲，用开水浸泡后喝完盖被微微出点汗而病愈。

沉香曲是传统古法的中药炮制法与现代工艺加工结合而成的中药饮片，已载入《饮片新参》。它具有剂型独特、起效迅速、疗效显效的特点，已纳入国家医保的中药饮片报销范围，是中国中医药脾胃病学会和中西医结合消化病专业委员会联合推荐用药。

沉香曲由 24 味中药制成：将沉香、木香、檀香、降香、乌药、郁金、柴胡、枳壳、厚朴、陈皮、青皮、砂仁、豆蔻、槟榔、葛根、防风、羌活、白芷、藿香、麦芽、谷芽、前胡、桔梗、甘草 24 味中药磨成细粉与面粉拌匀发酵而成，具有疏风解表、舒肝和胃、理气止痛、调畅气机的作用。用于表邪未解兼有肝胃气滞之证，一次用 1～2 块（3～6 g），沸水冲泡服。

### 47. 巴戟天补肾助阳又治郁症

患者主诉怕冷肢凉，腰酸腿软，是肾阳亏虚，李乾构教授开方常用巴戟天温肾助阳。最近研究表明巴戟天有抗抑郁的作用，可治郁症。临床和药理研究表明巴戟天的化学成分巴戟天寡糖可治疗轻中度抑郁症，治疗效果与抗抑郁的西药比较，总有效率及起效速度相当，但痊愈率更高；对低动力症状如疲倦乏力等起效速度更快；不良反应发生率低；而且无依赖成性、无反跳。

目前已开发成为抗抑郁新药——巴戟天寡糖胶囊，治疗轻中度抑郁症，口服一次 1 粒，一日 2 次；用药两周后如症状减轻不明显可以增加剂量为一次 2 粒，一日 2 次，总疗程为 6 周。注意事项：阴虚火旺证慎用。

### 48. 张元素总结黄连六大功效

黄连为清热解毒要药，金元时期名医张元素著《珍珠囊》总结黄连的功效说："其用有六：泻心火，一也；去中焦湿热，二也；诸疮必用，三也；去风湿，四也；治赤眼暴发，五也；止中部见血，六也。"

表明黄连清热泻火解毒功效之外，还有去中焦湿热、去风湿、凉血止血的功效。

### 49. 名医叶天士不敢用黄连

黄连为临床上常用的清热解毒药，名医叶天士却不敢用黄连。清凉道人《听雨轩笔记》中记载：叶天士其母患病，叶天士自治无效，病日甚。让仆人去请一章姓医生治之，章医生细问主人为何不自治之，病势如何等。仆人告知，主人终夜彷徨，口中不停地念叨"黄连"二字。章默识之，至叶家诊视完毕，索看一向所服药方，沉吟良久，对叶天士说：药与证相合，理当奏效，但老夫人心胃有热，应在药中加黄连，才能治愈。叶天士惊叹道：我也想用黄连，但怕家母年高，用黄连伤正气，所以不敢用。章医生回答说：老夫人脉象实而有力，并非虚证，用之无害。叶天士认为有理，放心用之，服一剂而安，再一剂就痊愈了。叶天士大喜，登门致谢，酬以百金。

### 50. 黄芪为补气固表要药

黄芪为豆科多年生草本植物黄芪的根，味甘，性微温，入脾、肺经，具有补气升阳、益卫固表、利水退肿、托疮生肌的功效。主治肺脾气虚咳喘、中气下陷之内脏下垂、气虚自汗、气虚水肿尿少、气血虚所致疮疡难溃或溃久不敛、气血不足之贫血、气虚血滞之偏枯等症，为补气固表要药，凡气虚乏力表虚汗出必用黄芪补气固表。临证见慢性病、反复发作的病、难治病、容易感冒的病人必须用黄芪补气。

### 51. 苦瓜是君子菜

苦瓜为葫芦科一年生攀缘草本植物苦瓜的果实，是药食两用的食物，既是菜又是药。中医学认为苦瓜味苦性寒，入心、脾、胃、肝、肺经。生者清暑泻火，涤热除烦；熟者养血滋肝，润脾补肾。主治暑热烦渴、肝热目赤、心火亢盛、心烦等症。

苦瓜含蛋白质、脂肪、糖类、钙、磷、铁、无机盐、维生素、胡萝卜素、粗纤维和苦瓜素等。苦瓜中维生素 B 的含量居瓜类之首，维生素 C 的含量也高。种子含苦瓜素、脂肪酸、蛋白质等。苦瓜中的苦味物质是生物碱类中的奎宁，有促进食欲、利尿活血、消炎退热、解劳乏、清心明目的功效。据日本研究发现，苦味食物含有较高的氨基酸，在 30 多种氨基酸中有苦味的就有 20 多种，某些苦味食物是维生素 B 的重要来源。而维生素 B 对癌细胞有较强的杀伤力。苦瓜所含的总皂苷成分有降血糖作用。苦瓜含有生物活性的蛋白脂类，可提高人体免疫力，具有抗癌作用。

苦瓜的名字不讨人喜欢，于是人们挖空心思给它另起名字。因为苦瓜从不把苦味"传染"给其他菜。用苦瓜来煮鱼、用苦瓜来焖肉，鱼和肉是不沾苦味的，为此，人们将苦瓜美其名为"君子菜"。

吃苦瓜要注意：苦瓜性寒，脾胃虚寒腹泻者不宜服。

### 52. 南瓜是药食两用的佳品

中医认为南瓜性温味甘，入肺、脾、胃经，具有补中益气、化痰排脓、消炎止痛、解毒杀虫的功效。主治咳嗽哮喘、肺痈、便秘、蛔虫病等症。南瓜又是家喻户晓的菜肴，每次用 500 g 南瓜蒸食，或切片炒食均可。南瓜子有驱虫功效，南瓜子驱虫汤（南瓜子 120 g 捣烂，干槟榔片 60 g，硫酸镁 25 g）。早晨空腹先将南瓜子吃下，2 小时后再服槟榔液（槟榔加水 400 mL，煎成 100～150 mL），30 分钟后服硫酸镁 25 g，即可排出绦虫。南瓜子驱虫汤具有驱虫排毒的功效，主治绦虫、蛔虫等肠道寄生虫。

### 53. 瓜果药材话丝瓜

丝瓜是药食两用的食品。丝瓜一身都是宝，丝瓜肉、丝瓜皮、丝瓜子、丝瓜叶、丝瓜藤都能吃，丝瓜络、丝瓜根为中药材能治病。丝瓜味甘性凉，入肝、胃、大肠经，具有疏通经络、凉血活血、化痰止咳、清热解毒、凉血的功效。主治身热烦渴、痰热咳嗽、咽喉肿痛、肠风痔漏、崩带血淋、乳汁不通等症。

丝瓜有清热利肠的功效，有利于代谢过程所产生毒素的排泄，故能使肌肤免受热毒入侵，对防止皮肤老化、粗糙和抗皱消炎以及防治痤疮、黑色素沉着有效。丝瓜藤叶所含的皂苷，具有抗癌作用，可抑制肺癌细胞的生长，还可抑制肺炎双球菌的生长，对甲、乙型链球菌也有抑制作用。把丝瓜叶捣烂绞汁，一日数次涂于患部，对荨麻疹、痱子、痛疖、无名肿毒等均有效。用丝瓜皮熬水代茶饮，有助于消暑、降压、退热的功效，尤其适合高血压及发烧病人饮用。丝瓜花清热解毒可治肺热咳嗽、咽痛等症。丝瓜络能通经活络，利水消肿，清热化痰，现代多用于乳腺炎、乳汁不通、气管炎、肺炎、风湿性关节炎等。丝瓜肉色泽青绿，味道清淡，爽口不腻，可煮汤或清炒，具有清热化痰、凉血解毒的功效。

## 54. 天赐良药话菜花

菜花是百姓餐桌上的佳肴，也是一味中药。中医学认为菜花味甘性平，入脾、胃经，具有健脾益胃、缓急止痛的功效，主治食欲不振、脘腹胀痛、大便干燥、疲乏无力等症。

菜花有治病的作用，古代西方人称赞菜花为"天赐的药物""穷人的医生"，菜花营养丰富，含胡萝卜素、维生素、吲哚类化合物、蛋白质、脂肪、钙、磷、铁等防癌的成分，具有抗癌作用。

现代研究表明：菜花有抑杀幽门螺杆菌的作用。

## 55. 温胃助阳话韭菜

韭菜又名起阳草，为百合科草本植物韭菜的茎叶。韭菜既是蔬菜，又是具有保健作用的价廉物美的良药。中医学认为韭菜味甘、辛，性温，入胃、大肠经，具有补肾助阳、温中开胃、通络散瘀的功能。主治跌打损伤、噎膈、反胃、肠炎、吐血、鼻衄、胸痛、阳痿、早泄、遗精、多尿等症。

韭菜的营养价值很高，含蛋白质、脂肪、糖类、钙、磷、铁、维生素、苷类、纤维素等人体所需的营养成分，还含硫化物和挥发油等。

现代医学研究证明，韭菜含丰富的纤维素，能加快食物在胃肠的蠕动，加速排便，这对于习惯性便秘最有利，也可预防结肠癌、高血压、动脉硬化和冠心病的发生。韭黄中含有人参萜三醇的物质，具有防癌抗癌的作用。韭菜中的挥发油及含硫化合物则具有降脂的作用，因而对高血脂及冠心病有好处。

春天吃韭菜味最浓：史料记载，南北朝时有一位太子请教营养师，问："菜食何味最胜？"答："春初早韭。"为什么呢？初春的早韭，根如白玉，叶似翡翠，色香味俱全，娇嫩可口，是千家万户喜爱的时令蔬菜。人们赞韭菜是蔬菜中的荤菜。因此说韭菜是"菜中最有益者"。乾隆皇帝喜欢吃有养生保健作用的韭菜，到了偏爱"寒月食韭芽"的地步，故在皇宫御膳中列有"韭黄肉饺"，供皇帝一家食用。

### 56. 山药代粮的故事

山药为薯蓣科多年生蔓生草本植物薯蓣的根茎。中医学认为山药味甘性平，入脾、肺、肾经，具有补脾益胃、益气养阴、补肾涩精的功效。主治腰膝酸软、头晕目眩、遗精早泄、小便频数或遗尿等症。

山药主要含有淀粉、糖蛋白、薯蓣皂苷元等丰富的营养成分，山药可以代粮。据《湘中记》记载：永和初年，有一采药人来到衡山，因迷路绕远道而粮尽，只好坐在一山崖下休息。忽然遇见一位白发老翁，对着石壁作书。采药人向老翁说明因饥饿无力粮断无法赶路的情况，老翁便把随身带的食物给采药人吃，这种食物便是薯蓣。老翁还给采药人指点出山的道路，采药人经六天才到家，还不知饥。采药人由此深知薯蓣健脾养胃，还可代粮的功效神奇。

### 57. 滋补佳品话莲子

莲子为睡莲科多年水生草本植物莲的干燥成熟种子，味甘性平，入心、脾、肾经。具有健脾养心、止泻固精的功效。主治脾虚泄泻、梦遗滑精、心悸失眠、崩漏带下、久痢下血等症。

莲子为药食两用滋补佳品。自古以来，莲子为百姓的滋补食品。《红楼梦》里，贾宝玉卧病在床，王夫人问他想吃什么，宝玉笑答："那一回做的小莲蓬儿羹很好。"贾宝玉所说的小莲蓬儿，就是莲子。莲子银耳羹、燕窝炖莲子，是补肺益肾、健脾补气的补养佳品。

莲子的生命力极强，成熟的莲子可以埋在地下若干年，一旦生存条件具备便能萌发胚芽，长出亭亭玉立的莲花来。

## 58. 蕺菜又名鱼腥草

鱼腥草为三白草科多年生草本植物蕺菜的干燥全草，味辛，性微寒，入肺经，具有清热解毒消肿的功效，主治肺痈、吐脓血、久疟等病症；外敷或熏洗可治痈肿恶疮。关于鱼腥草的药名有两种说法：

（1）鱼腥草药名的由来：鱼腥草因有鱼腥气味，故名鱼腥草。

（2）鱼腥草又名蕺菜的由来：明末清初诗人毛奇龄咏《蕺山戒珠寺》。蕺山在浙江绍兴——古之越国首都，为越王食蕺菜的地方。2000多年前的春秋战国后期，长江下游吴、越两国多年争战，公元前494年吴王夫差击败了越王勾践。越王勾践和夫人成为吴王的臣仆和奴妾，三年后才得以回国。为了雪耻报仇，越王勾践卧薪尝胆，节衣缩食，与平民百姓同甘共苦。他经常上山采食一种带有鱼腥味的野生蕺菜充饥，以牢记国耻。三年后越国转弱为强，终于打败了吴国。此正谓："有志者事竟成，破釜沉舟，百二秦关终属楚；苦心人天不负，卧薪尝胆，三千越甲可吞吴。"后人为了纪念越王勾践卧薪尝胆的经历，将越王吃的鱼腥草叫蕺菜。

## 59. 百合能治百合病

百合味甘性寒，入肺、心经，具有润肺止咳、清心安神的作用。主治肺热咳嗽、阴虚咳嗽、百合病虚烦口渴、失眠多梦等症。临床常用百合治疗百合病。

中医将神志恍惚，沉默寡言，欲卧不能卧，欲行不能行，欲食不能食，如寒无寒，如热无热，从外表观察如常人，诊断为百合病。《金匮要略》对百合病的治疗以百合为主药，常用的方剂有百合知母汤（百合、知母）、百合鸡子汤（百合、鸡子黄）、百合滑石代赭汤（百合、滑石、代赭石）、百合地黄汤（百合、生地黄）、百合滑石散（百合、滑石）。百合洗方：用百合100 g，水2000 mL，浸渍一宿洗身。因肺合皮毛，其气相通，以百合渍水外洗皮肤，"洗其外，亦可通其内"，可收到清热养阴润燥的效果。

### 60. 大枣有"天然维生素丸"的美称

李乾构教授处方时经常要加三片生姜和三颗大枣调味。大枣为药食两用之品，有"天然维生素丸"的美称。大枣含多种维生素、糖类、13种氨基酸、7种常量元素（钙、镁、钠、钾、磷、硫、氯）和14种微量元素（锌、碘、铜、硒、氟、锰、铕、钵、钒、镍、铂、铬、锡、硅），以及皂苷、生物碱、黄酮，还含苹果酸、酒石酸等化学成分，能抑制变态反应，具有镇静催眠、降压、增强肌力、清除氧自由基和增强机体抗脂质过氧化的作用，还有提高血红蛋白、增强耐力的作用。大枣的乙醇提取物还有明显的止痛活性。

### 61. 药食两用话桔梗

桔梗为食品可吃，李乾构教授治咽痛也常常是以甘草桔梗汤为基础方。

张仲景《伤寒论》（311条）："少阴病，二三日，咽痛者，可与甘草汤。不差者，与桔梗汤。"此即后世名方甘桔汤，为治疗咽喉痛的基本方，现在治疗咽喉疼痛方大多由甘桔汤加味而成。

桔梗为桔梗科多年生草本植物桔梗的干燥根，味苦、辛，性平，入肺经，具有开宣肺气、祛痰利咽、排脓消痈的功效。主治咳嗽痰多、咽痛音哑、肺痈胸痛等症。水煎服用3～10 g。

药理研究表明桔梗有祛痰、镇咳、抗炎、免疫增强、抗溃疡、扩张血管、降血糖、降血脂作用，还有镇静、镇痛、解热、松弛肠平滑肌、抗肿瘤作用。

### 62. 红曲降脂而不伤肝

西医治高脂血症用他汀类药物多有伤肝引起转氨酶升高的副作用，而用中药红曲降脂不伤肝。

红曲为粳米加酒曲发酵而成。红曲味甘性温，入脾、胃、大肠经。具有活血化瘀、健脾消食、除湿祛痰的功效。主治脾虚痰湿证，症见气短乏力、头晕头痛、胸闷纳呆、食积腹痛腹胀、赤白下痢、产后恶露不尽、跌打损伤等。红曲入药以陈久者为良。红曲还用于食品工业，是食用天然色素。

药理学表明，红曲可调节异常血脂，具有降低总胆固醇、甘油三酯、低密度脂蛋白胆固醇，升高高密度脂蛋白胆固醇的作用。以红曲为原料研制的中成药血脂康胶囊，专治高脂血症。

### 63. 薏苡仁健脾祛湿又抗癌

薏苡仁是一种药食同源的良药，为禾本科植物薏苡的干燥成熟种仁，味甘淡，性凉，入脾、胃、肺经，具有健脾渗湿、除痹止泻、清热排脓的功效。

药理研究表明，薏苡仁提取物腹腔注射对小鼠艾氏腹水癌有抑制作用。薏苡仁丙酮提取物对小鼠子宫颈癌有明显抑制作用。浙江大学李大鹏教授研究证明，薏苡仁抗癌的有效化学成分是薏苡仁酯，可从薏苡仁中提取薏苡仁酯制成中药静脉注射剂（康莱特注射液）专治消化道癌症。

### 64. 宝玉与桂圆汤

桂圆肉是药食两用食品，为无患子科常绿乔木龙眼的成熟干燥或半干燥果肉。桂圆肉味甘性平，入心、脾经，具有补益心脾、养血安神、益智的功效。主治惊悸、健忘、失眠等症。

在《红楼梦》中有一幕贾宝玉喝桂圆汤的情景。《红楼梦》第六回中描写贾宝玉梦中初试云雨情，之后迷迷惑惑，若有所失。丫鬟忙端上桂圆汤来，他呷了两口才慢慢清醒过来。在第一百一十六回中，描写贾宝玉失玉之后神情迷糊。后来和尚送回了玉，麝月说了句："……亏的当初没有砸破。"话音刚落，宝玉突然神色一变，身往后仰，复又死去。好不容易才弄苏醒过来，王夫人急忙叫人端了桂圆汤叫他喝了几口，才渐渐地定了神恢复正常。从贾宝玉两次喝桂圆汤而醒神定志的描写中可以看出，《红楼梦》作者曹雪芹深知桂圆（龙眼肉）有安神定志的功效。

### 65. 白果的神奇功效

白果为药食两用之品。白果为银杏科植物落叶乔木银杏的带内种皮干燥成熟种子。白果味甘苦涩，性平，入肺经，具有敛肺气、定咳喘、涩精止带的功效。主治久咳气喘、遗精、带下、小便频数等症。

郭沫若曾作诗赞美白果，《赞白果》诗中说，"我爱它那独立不倚、孤直挺劲的姿态，我爱它那鸭掌形的碧叶、那如夏云静涌的树冠，当然，我更爱吃它那果仁。"

宋代杨万里用七言诗赞白果，《银杏》云："深灰浅火略相遭，小苦微甘韵最高。未必鸡头如鸭脚，不妨银杏作金桃。"

白果树为银杏科乔木，是世界上古老的树种之一，是三亿年前的"活化石"。在一亿七千万年前气候温暖时期白果树曾遍布全球，直到三千万年前，由于北极冰川的南下，许多植物被灭绝，我国大陆上的"山地冰川"地形（冰川有不相连接的地方），部分地方成为植物的"避难所"，使白果树、银杉、水杉、杜仲等成为我国独有的特产植物，被称为"活化石"。因为它所结的种子核色白而叫白果，所以树称为白果树。该树成熟的种子外面包着橙黄色、肉质的外种皮，看起来很像杏，可是种子的中种皮是白色的，故名银杏。所以白果树又叫银杏树。白果既是一味滋补的中药，又是一味美味佳肴。

白果树从栽种到结果要经过二三十年的时间，人们都说，公公栽下的白果树，孙子才能吃到白果，所以又把白果树称为"公孙树"。银杏树确为树木中的老寿星，一般能生长一千多年。在山东省莒县浮来山定林寺有一株老银杏树，系商代时栽种栽，距今已有三千多年。据《重修莒志》记载，早在鲁隐公八年（公元前715年），鲁国国君鲁公与莒国国君莒子，曾在这株树下会盟。现在此树仍然苍劲葱郁，巨影婆娑，高大的树冠可遮蔽方圆一亩地。而且能年年阳春开花，金秋结果，令人赞叹不已。北京潭柘寺三圣殿西侧有一株辽代的白果树，清朝乾隆皇帝曾封它为"帝王树"，树龄已有一千多年。庐山黄龙寺前的"黄龙三宝树"之一的古银杏树，据说是晋代栽种的，距今也已有一千多年了。银杏树在我国的分布很广，除浙江天目山一带尚有野生类型外，其余则多为人工栽培。

### 66. 赤芍药与白芍药的五种说法

芍药有白芍药与赤芍药之分。怎么分？今天聊聊这个话题。

白芍药为毛茛科多年生草本植物芍药的干燥根，味苦酸，性微寒，入肝、脾、肺三经。具有补血敛阴、柔肝止痛的功效。主治头晕目眩、胸腹胁痛、四肢挛急、泻痢腹痛、虚汗不止、月经不调等症。

赤芍药为毛茛科多年生草本植物芍药的干燥根，味苦酸，性微寒，入肝经，具有清泻肝火、凉血活血、散瘀止痛的功效。主治月经不调、瘀滞腹痛、经闭癥瘕、痈肿疮毒、关节肿痛、胸胁疼痛等症。

赤芍药与白芍药的功效主治各有区别。有关赤芍药与白芍药的说法有五：

（1）古代认为开红花者为赤芍，开白花者为白芍。

（2）近代有学者认为栽培品为白芍，野生品为赤芍。

（3）有学者认为不论栽培或野生，只要经过去皮煮熟晒干的即为白芍，不去皮直接晒干的即为赤芍。

（4）有学者认为两者同种，因生长环境的条件不同，形色有所变异。

（5）有学者认为两者虽然同科同属但不同种，不能混为一谈。

以上五种说法，都有客观论据。芍药的花朵有单、有双、有红、有白，中药行业对赤芍药与白芍药的看法尚未统一，有待进一步实验论证。

### 67. 陈皮与青皮应用区别

陈皮为芸香科常绿小乔木植物橘的干燥成熟果皮，青皮为芸香科常绿小乔木植物橘的未成熟果实的皮。陈皮与青皮是同一棵树上的果实皮，成熟的果皮名陈皮；未成熟的果皮名青皮。二者药性相同，入脾、胃经，具有健脾理气化滞之功，主治气滞证。但陈皮性微温而不峻，尚有健脾之力，常用于脾胃虚弱气滞证；质轻上浮，兼入肺经，还有燥湿化痰之功，善治痰湿咳嗽。青皮药性较峻烈，行气力猛，兼入肝胆经，能疏肝破气，散结止痛，主治肝气郁结证；且喜消积，常用于食积气滞证。在临床上脾虚气滞用陈皮；肝郁气滞用青皮。若有脾虚，又有肝郁，还有气滞，则陈皮与青皮同用。

### 68. 枳实与枳壳临床应用的区别

枳实与枳壳是同一棵树同一种果实，未成熟的幼果名枳实，成熟的果实（去瓤）名枳壳。枳实与枳壳的药性、功用、主治、用法、用量及使用注意均相同。但枳实力峻，偏于破气除痞，消积导滞；枳壳力缓，还入肺经，偏于行气开胸，宽中除胀。

临床上对上焦中焦的痞满用枳壳，对中焦下焦的痞满用枳实。对脘腹痞满而大便偏干者用枳实；对脘腹痞满而大便稀溏者用枳壳。从化学成分和药理作用来看，枳壳所含橙皮甙不及枳实多，故药力较和缓，临床上对体弱者一般用枳壳而不用枳实。在消食破积，治消化不良时多用枳实，而行气宽中则多用枳壳。枳实破气，孕妇慎用。

### 69. 厚朴与厚朴花应用的区别

厚朴为木兰科落叶乔木植物厚朴的树皮；厚朴花为木兰科落叶乔木植物厚朴的花蕾。厚朴与厚朴花同为木兰科落叶乔木厚朴树上部分，其药性味、功效、主治相近。临床应用还是有区别的：厚朴行气作用较强；厚朴花行气作用较弱。因此，气滞重证用厚朴，气滞轻证用厚朴花。气滞证兼有肝郁者用厚朴花，对气滞证兼有脾虚者宜用厚朴。厚朴花其气芳香，尚能醒脾和胃，芳香化湿，多用于气滞湿阻引起的脘腹胀满、纳呆食少等症。

### 70. 应用甘草的体会

甘草为临床上常用药，在《金匮要略》和《伤寒论》书中有 250 个方，用甘草者 120 个方。李乾构教授在临床上治病几乎每个处方都用甘草，取其缓急止痛、补气健脾、调和药味的作用。如胃肠疾病中最多见的脾胃虚弱证，选用四君子汤为基础方，甘草与党参、白术、茯苓同用，能缓和补力，使作用缓慢而持久；对脾胃虚寒证选用理中汤，甘草与干姜同用，能缓和干姜之热，以防伤阴；对寒热互结的胃气不和证，选用半夏泻心汤，方中甘草与黄芩、黄连同用，能缓和芩、连之寒，调和苦味，以防伤胃；治疗便秘胃肠燥热证，选用调胃承气汤为基础方，方中甘草与大黄、芒硝同用，能缓和硝黄的泻下作用，使其泻而不速；对消化系统的疼痛，选用芍药甘草汤为基础方，甘草与芍药同用，能缓急止痛，调和芍药的酸味。用甘草止痛，用量宜大，一般用 10～15 g；用甘草作调和药，用量宜小，一般用 3～5 g；用甘草补虚宜选用炙甘草；用甘草清热解毒宜生甘草；大便稀溏宜用生甘草；舌苔黄厚腻，应用甘草配滑石（六一散）。甘草味甘，会助湿壅气，令人中满，对有恶心呕吐者不宜用甘草。甘草大剂量久服，易引起浮肿，临床应用时要注意。

### 71. 说说大黄和芒硝

大黄、芒硝为泻下药，性味苦寒，两药均有泻火解毒、荡积祛瘀的功效。大黄配芒硝攻下之力尤猛，若辨证有误，用之不当，则变证百出。医生应用大黄、芒硝，辨证准确则有立竿见影之效。用大黄、芒硝之证不外"实、满"二字。"实"者实火、实积、实毒等实证；"满"者，腹满便秘。临证见便秘尿赤，脘腹胀满，即可用大黄、芒硝泻下通秘，消胀除满，以涤荡脏腑之火毒，祛邪外出。若患者年老体弱则要配伍四君子汤补气健脾，以扶正祛邪。

### 72. 白术与苍术临床应用有别

白术与苍术均为菊科多年生草本植物。白术入药始于《神农本草经》，当时未分白术、苍术而统称为术，梁朝陶弘景于《本草经集注》一书开始分为苍术与白术，根内质白色取名白术；根内质赤色取名苍术。白术、苍术均能健脾燥湿，但白术又能补气、止汗、安胎；而苍术燥湿作用较白术强，又能祛风除湿，散邪发汗。白术微辛微苦而不烈，其力补多于散，用于健脾最好，脾弱的虚证多用白术；苍术味辛温燥，燥散之性有余，而补养之力不足，用于燥湿最好。临床上止汗安胎用白术；发汗祛湿用苍术。

### 73. 肉桂在治疗口疮中的应用

患者刘某，男，50 岁，近五六年来经常口舌生疮，几乎每月必发。初起服用牛黄上清丸、牛黄解毒丸有效，后来口疮复发频繁，药越吃越不灵。来诊时症见口舌生疮，疼痛难忍，体弱无力，食少腹胀，大便稀溏，面黄少华，舌胖质淡，苔薄白，舌边有齿痕，舌边和唇各有一个绿豆大小溃疡，周边红肿，溃疡面呈黄色，此为脾气亏虚，相火浮越，腐肉生疮。治宜补脾益气，祛火宁疮。方用补中益气汤，加芍药、元胡和肉桂少许，连服四剂口疮愈合而痛止。复诊改服人参健脾丸以巩固疗效。

李乾构教授认为，口疮从火论治，要辨明是实火还是虚火（阳火还是阴火）。治疗阴火者，不宜直折，若施苦寒泻火虽能取一时之效，终必水灭湿伏；阴火宜用引火归元、导龙归海之法，处方中加肉桂少量即是此意。肉桂味辛甘，性大热，归肾、脾、心、肝四经。肉桂为纯阳之品，善补命门之火，又能引火归元。治疗口疮配伍肉桂，旨在引火归元，剂量宜小，入煎剂用饮片 3 g，肉桂粉剂用 0.5～1 g。口疮久不愈，属中气不足者，用补中益气汤或人参健脾丸，另冲服肉桂粉；属肝肾不足者用麦味地黄丸，另冲服肉桂粉 1 g。

### 74. 茯苓与土茯苓的功效主治有别

茯苓与土茯苓药名仅有一字之差，而功效主治完全不同。

茯苓为多孔菌科真菌茯苓的菌核，具有利水渗湿、健脾补中、宁心安神的功效。主治小便不利、水肿胀满、痰饮眩晕、脾虚泄泻、心悸怔忡、带下淋浊等症。土茯苓为百合科多年生木质藤本植物土茯苓（菝葜）的干燥根茎，具有除湿解毒、通利关节的功效，临床用治杨梅毒疮、肢体拘挛、筋骨疼痛、淋浊带下、痈肿瘰疬、湿疹瘙痒等病症。

李乾构教授在临床上应用四君子汤的开方用药习惯：舌苔厚腻（不管苔白苔黄）用土茯苓除湿解毒；若舌苔不厚不腻则用茯苓补中健脾。

### 75. 法半夏、姜半夏、清半夏、半夏曲的应用区别

生半夏有毒，要炮制解毒，加工炮制方法不同而有法半夏、姜半夏、

清半夏、半夏曲之分。临床应用有别。

李乾构教授的临床体会是：治咳嗽痰多用法半夏，如二陈汤；治恶心呕吐用姜半夏，如小半夏汤；治胃食管反流疾病，出现烧心反酸时用清半夏；治食欲不振消化不良时用半夏曲。生半夏有毒，长于消肿散结，只宜外用，切不可内服。

半夏一般用量一般用3～9 g。

使用半夏要注意：半夏反乌头，其性温燥，故对一切血证、阴虚燥咳、津伤口渴者忌用半夏。

### 76. 生姜、干姜、高良姜临床应用的区别

生姜、干姜、高良姜同为姜科多年生草本植物，味辛性热，入脾、胃经，具有温胃散寒的功效，可治疗胃寒疼痛和胃寒呕吐等症。三者临床应用是有区别的：生姜治外寒，生姜还入肺经，有解表散寒，温肺化饮的功效，可治痰饮壅肺的咳喘证。生姜切片，晒干入药，名为干姜，干姜除入脾、胃、肺经外，尚入心经，有回阳通脉的功效，可治心肾阳虚，阴寒内盛所致的亡阳证，常与附子配伍，如《伤寒论》的四逆汤。高良姜尚有理气止痛的功效，用治胃寒气机阻滞的脘腹冷痛，常与香附配伍，以疏肝解郁，散寒止痛，代表方剂如《良方集腋》良附丸。

### 77. 人参、西洋参、党参、太子参临床应用有别

人参、西洋参、党参、太子参均为补气药，具有补气健脾的功效，临床用于脾气亏虚证。四种参在临床应用时还是有区别的。

人参大补元气，多用于元气亏虚的休克，一般抢救急救时用，如独参汤、参附汤、生脉饮等。因为人参较贵，公费、医保又不能报销，所以在门诊很少用人参。

西洋参益气生津，补气之力不及人参，侧重于补益阴气、生津止渴、清肺润燥，多用于体质虚弱而偏于气阴两虚者。西洋参公费、医保也不能报销，所以在门诊很少用西洋参。

党参具有补中益气，生津养血的功效，主治脾胃虚弱，肺气不足证。

补气作用党参不如人参；养阴生津作用党参不如西洋参。但党参在医保与公疗中均能报销，所以，在门诊常用党参代替人参。

太子参药性平和，具有补气益阴生津之功。太子参性凉，用于阴虚血热则较适宜。太子参又名孩儿参，多用于儿科，小儿病后体弱无力、自汗、纳呆，用太子参补气健脾生津。

在临床上补气健脾成人用党参，小孩用太子参。对于经济条件较好的患者，偏阳气虚用人参，偏阴气虚用西洋参。

### 78. 黄芩、黄连、黄柏临床应用有别

黄芩、黄连、黄柏均为清热燥湿药，但在临床上应用还是有区别的。

黄芩为唇形科多年生草本植物黄芩的根。黄芩味苦性寒，入肺、脾、胃、胆、大肠经，具有清热燥湿、泻火解毒、止血安胎的功效。主治肺热咳嗽、血热妄行、湿热下痢、胎动不安等。

黄连为毛茛科多年生草本植物黄连的根茎。黄连味苦性寒，入心、肝、脾、胃、大肠经，具有清热燥湿、泻火解毒的功效，主治心火炽盛、烦热神昏、心烦不寐、目赤肿痛、湿热呕吐、湿热泻痢、痈疮肿毒等。

黄柏为芸香科落叶乔木植物黄柏的树皮。黄柏苦寒，入肾、膀胱、大肠经，具有清热燥湿、泻火解毒、退热除蒸的功效。主治湿热带下、淋浊黄疸、骨蒸潮热、盗汗遗精、痈肿疮疡等症。

黄芩、黄连、黄柏三味中药性味均为苦寒，均具有清热燥湿、泻火解毒的功效，均主治湿热或热毒炽盛之证。但在临床上三味中药的应用还是有区别的。黄芩长于泻肺火，又有安胎之效，故肺热咳嗽，痰黄黏稠及胎动不安之证多用黄芩，取其泻肺以清上焦之热；黄连入心经、胃经，善清心胃之火，还有止呕消痞之效，故心烦不眠，痞满呕逆者多用黄连，取其泻心胃之火以清中焦之热；黄柏入肾经善于泻相火，又长于除下焦湿热，故阴虚火旺，潮热盗汗及湿热下注诸症多用，取其泻相火以清虚热及下焦湿热。简而言之，上焦的湿热病症用黄芩，中焦的湿热病症用黄连，下焦的湿热病症用黄柏。

临床应用注意：黄芩、黄连、黄柏苦寒之品，过量或服用过久会损伤胃气；脾胃虚寒者忌用。

### 79. 葛花与葛根临床应用有别

葛花与葛根是同一种植物上的不同部位。葛花为豆科多年生落叶藤本植物葛的未开放花蕾，葛根为豆科多年生落叶藤本植物葛的干燥根，临床应用的功效主治是有区别的。葛花轻清芳香，味甘性平，入胃、肝经，善解酒毒，醒脾和胃，主要用于饮酒过度昏昏欲睡时的醒酒或饮酒过度的酒毒湿热证。葛根入脾、胃经，具有解肌退热、透发麻疹、生津止渴、升阳止泻的功效。主要用于治疗感冒发热、斑疹不透、阴虚消渴、脾虚泄泻、头项强痛等症。

### 80. 临床上常将姜黄片与片姜黄混为一谈

姜黄片与片姜黄是两味不同的中药，临床上常将其混为一谈。

姜黄加工炮制时是切片，故姜黄又名姜黄片，为姜科植物姜黄的干燥根茎，味辛微苦性温，入脾、肝经，具有行气破瘀、通经止痛的功能。主治胸胁刺痛、闭经腹痛、癥瘕积聚、风湿痹痛、疮痈肿痛，外伤瘀痛等症。

片姜黄为姜科植物温郁金的干燥根茎，味辛苦性寒，入肝、心、肺、胆经。具有行气止痛、活血化瘀、清心解郁、利胆退黄的功能。主治气滞血瘀、胸腹胁痛、行经腹痛、风湿痹痛、肩臂疼痛、跌扑损伤、湿热黄疸等症。

姜黄片与片姜黄来源于两种不同植物，是两种不同的中药。姜黄片性温，入脾、肝经，理气通经作用较强，主治因气滞血瘀所致的胸胁脘腹疼痛，肢体窜痛，经闭腹痛，跌打损伤瘀肿疼痛，产后恶露不尽少腹刺痛等症，均可应用。片姜黄味苦，性寒，入肝、心、肺、胆经，具有较强的破血功能，还有清心解郁、利胆退黄的功能，多用于风湿肩背、关节疼痛，情志不畅，肝胆诸疾。

### 81. 安神催眠重用酸枣仁

酸枣仁一药，古今医家多用以治疗不寐症，《金匮要略》酸枣仁汤可为代表。李乾构教授在临床中治疗失眠，不问寒热虚实，必用酸枣仁。酸枣仁味甘酸，性平，入肝、胆、心经，具有养心补肝、宁心安神、敛汗、生津的功效。主治虚烦不眠、惊悸多梦、体虚多汗、津伤口渴等症。药理研究表明，酸枣仁提取物具有镇静催眠作用，但按常规用量水煎服用 10～15 g，常难获效。实践证明治疗失眠症，须重用酸枣仁，水煎服用 30 g。酸枣仁为鼠李科植物酸枣的干燥成熟种子，其用药安全，有文献报道用酸枣仁用至百余克未见明显不良反应。较之西药安定类药物，该药服后既无乏力、头昏等现象，亦无药物依赖性，临床应用颇为安全。

### 82. 谈谈中药抑酸药

中药调节胃酸分泌具有较好的作用，作用缓和而持久，副作用较少。中药抑酸药有海螵蛸、珍珠母、瓦楞子、龙骨、牡蛎、钟乳石等矿物类药和贝壳类药，这类药性味咸涩而温，功能收敛制酸，祛痛止血，其有效主要成分为碳酸钙等，药理研究表明这类中药具有中和胃酸的作用。

海螵蛸有抑酸促进胃溃疡愈合的作用。用乌贼骨与贝母配制的散剂乌贝散有保护溃疡面的作用，试验表明能明显吸附胃蛋白酶和中和胃酸，从而减少胃蛋白酶对溃疡面的消化作用，减少了胃酸对溃疡面的刺激，从而起到保护溃疡面的作用。从体内及体外的胃液分析，乌贝散对胃液中的游离酸和总酸度均有强大的中和作用，乌贝散除有对抗胃酸的局部作用外，并有抑制胃酸分泌类似抗胆碱能神经药物的作用。

此外，对胃酸有抑制作用的中药还有柴胡、半夏、干姜、党参、甘草等。

### 83. 中药胃动力药

病人诉胃胀或餐后饱胀这是胃动力不足，李乾构教授会在处方中加入中药胃动力药。

李乾构教授认为中医病机的气机阻滞与西医胃肠道动力障碍有相似之处，中医常用理气药厚朴、枳实来调理胃肠气机阻滞以治疗胃肠道动力障碍。理气药具有疏通气机、消除气滞的功能，主要用于气滞证。气滞证的临床表现以胃部饱胀或疼痛胀闷为主，治宜理气行气，可选陈皮、青皮、厚朴、枳实、枳壳、木香、乌药、香附、大腹皮、槟榔、沉香、降香、甘松、莱菔子等理气药来治疗。

## 84. 说说风药

什么是风药？风药是指具有风木属性的一类药物，大多味辛质轻体薄，内含芳香通窍之气，能轻扬升散，有辛散温通窜透等多种特性，具有升阳、通阳、通络、化痰、开窍、醒神、行气、解郁、胜湿、滋润肝胆、引经等功效。可通行人体上下，透达脏腑内外，走而不守，通利心脉，推动着气血运行。

李乾构教授依据风药的功效把风药分为健脾风药、补肾风药、补血风药、清热风药、搜剔风药、发散风药六类：

（1）健脾风药：是指具有健脾益气祛除内风功能的一类药物。风木克脾土，厚土以御风，故健脾药多兼有风之效，如苍术、白术、山药等。

（2）补肾风药：是指具有温阳补肾、祛风除湿功能的一类药物。如桑寄生、狗脊、杜仲、鹿衔草、五加皮等。

（3）补血风药：是指具有补血滋阴濡润筋脉功能，可以缓解筋脉拘挛和血虚生风的一类药物，如当归、芍药、生地、鸡血藤、阿胶、鳖甲、龟板等。

（4）清热风药：是指具有清热解毒，息风止痉作用，可以治热极生风或热毒生风的一类药物，如羚羊角、水牛角、牛黄、熊胆、地龙等。

（5）搜剔风药：是指能去除体内隐匿伏藏之风具有通络定痛作用的一类药物。虫药善行而搜剔，搜剔风药多为虫类药，如全蝎、蜈蚣、僵蚕、蝉蜕、穿山甲、乌梢蛇、水蛭、蛇蜕等。

（6）发散风药：是指具有发散风寒或发散风热作用的一类中药。发散外风的中药有防风、荆芥、羌活、独活、桑叶、菊花、白芷、辛夷、浮萍、薄荷等；用作引经的中药，如太阳经引经药羌活、藁本；阳明经引经药葛根、白芷；少阳经引经药柴胡、川芎；太阴经引经药苍术、升麻；少阴经引经药细辛、独活；厥阴经引经药柴胡、蔓荆子。

### 85. 常用的活血化瘀中药

对瘀血证的活血化瘀中药有100多种，常用的有以下40余种，可分为十三类：

（1）一般活血药：桃仁、红花；

（2）凉血活血药：丹皮、丹参、白茅根、地榆、槐花；

（3）温通活血药：川芎、桂枝、肉桂、姜黄；

（4）补血活血药：当归、鸡血藤、阿胶；

（5）破血祛瘀药：三棱、莪术；

（6）活血止血药：三七、蒲黄、五灵脂、大黄；

（7）行气活血药：延胡、郁金、香附、降香；

（8）活血接骨药：骨碎补、自然铜；

（9）活血利水药：马鞭草、泽兰、益母草；

（10）活血止痛药：乳香、没药、血竭；

（11）活血舒筋药：牛膝、苏木、木瓜；

（12）活血通经药：路路通、王不留行、刘寄奴、干漆；

（13）破癥化瘀药：水蛭、虻虫、䗪虫、穿山甲。

具有活血化瘀作用治疗瘀血证的方剂有桃红四物汤、血府逐瘀汤、膈下逐瘀汤、少腹逐瘀汤、身痛逐瘀汤、通窍活血汤、桃核承气汤、复元活血汤、丹参饮、失笑散。

### （六）李乾构教授谈消化病临床治疗中的部分经验分享

### 1. 治胃病要辨病与辨证相结合

中医治病讲究辨证论治。李老师认为治病要将辨证论治与辨病论治相结合。以治胃痛为例，除按胃痛患者的症状、舌象、脉象进行辨证论治的同时，还要根据胃镜检查结果加入中药治疗，若见胃黏膜红白相间、水肿、糜烂，多为有急性炎症（活动期），属于中医的湿热证候，治宜在辨证论治的方中加入黄芩、黄连、大黄、公英以清热化湿；若见胃黏膜红白相间，以白为主，色泽变淡，多为慢性炎症，属中医气虚、阳虚，治宜在辨证论治方中加入黄芪、党参、桂枝、干姜以补气温阳；若见有出血点加入三七、仙鹤草止血；若见有溃疡加乌贼骨、贝母促进溃疡愈合；胃镜检查有 HP 感染，加黄芩、黄连、大黄、公英根除 HP，以提高治疗胃病的疗效。

### 2. 治疗泄泻病体会

泄泻病为临床上的常见病。中医书籍中泄泻之名有"湿泻""水泻""洞泻""寒泻""火泻""暑泻""滑泻""食泻""胃泻""痰泻""肾泻""脾泻""飧泻"等等。《医宗必读》载有治泄九法，即淡渗、升提、清凉、疏利、甘缓、酸收、燥脾、温肾、固涩。《中医内科学》将泄泻分为急性与慢性两大类六个证候进行辨证论治。急性泄泻有湿热下迫证、寒湿下注证、饮食内伤证；慢性泄泻有脾气虚弱证、脾胃阳虚证、肝气犯胃证。

李乾构教授认为，泄泻多见脾虚湿困证，治宜健脾祛湿，方用马薏四君子汤（党参 15 g、苍术 10 g、茯苓 15 g、六一散 30 g、薏苡仁 30 g、马齿苋 30 g）。兼见食积加焦三仙、鸡内金；兼见湿热加黄芩、黄连；兼见寒湿加干姜、生姜；兼见气滞加木香、郁金；兼见血瘀加丹参、三七。同时要吃清淡饮食，注意休息，防寒保暖，情绪稳定。

### 3. 健脾润肠汤治便秘

中医将便秘分为热秘、气秘、虚秘、冷秘进行辨证论治。中华中医药学会脾胃病分会编写的《中医消化病诊疗指南》将功能性便秘分为肠道实热证、肠道气滞证、脾气虚弱证、脾肾阳虚证、阴虚肠燥证、血虚肠燥证六个证候进行辨证论治。李老师治功能性便秘是抓住便秘的主要证候脾虚肠燥证，用健脾润肠汤为基础方，随其兼见证候和兼见症状加减治疗。

健脾润肠汤方药：

元　参 15 g　　生白术 30 g　　茯　苓 10 g　　炙甘草 5 g

火麻仁 30 g　　芒　硝 5 g　　全瓜蒌 15 g　　枳实 15 g

加减：兼见肝郁气滞证，加香附、郁金以疏肝解郁；兼见大肠实热证，加黄芩、黄连、大黄以清泻实热；兼见阴虚肠燥证，加麦冬、生地、首乌以养阴润肠通便；兼见血虚肠燥证，加当归、熟地以养血润肠通便；兼见脾肾阳虚证，加肉苁蓉、干姜、肉桂以温通脾肾通便。兼嗳气者，加旋覆花、代赭石；兼呃逆者，加丁香、柿蒂；兼反酸者，加乌贼骨、瓦楞子；兼烧心者，加吴萸、黄连；兼恶心者，加橘皮、姜半夏；兼纳呆者，加砂仁、鸡内金；兼胃凉者，加桂枝、干姜；兼痞满明显者，加枳实、厚朴；兼腹痛者，加元胡、乌药；兼口黏舌苔白腻者，加茵陈、白蔻仁。兼烦急易怒者，加栀子、龙胆草；兼失眠者，加炒枣仁、柏子仁。身体虚弱，临厕努挣，乏力气短，加党参、黄芪、当归；舌质暗红有血瘀者，加桃仁、丹参以活血化瘀通便。

## 4. 完善中药汤剂的煎服法

中药汤剂怎么煎？怎么服？中医有规范，李乾构老师认为中药汤剂煎服法需要改正和完善。

煎药前：首先要选好煎药锅，以砂锅最好，不锈钢锅或电锅也可以，但不能用铝、铁、铜、锡锅煎药，因为中药含有鞣酸与上述金属可发生化学反应，产生沉淀物，使中药有效成分减少而影响药效。选好煎药锅后，要把煎药锅清洗干净，煎药的水要用清洁的新鲜自来水，或泉水，或井水，不要用热水瓶的热水或保温杯的沸水煎药，也不要用经过反复煮沸过的凉白开水煎药。煎药前不需要清洗中药，将从医院拿回的一剂中药倒入锅内加水后，不能马上点火熬药，要浸泡 30～60 分钟之后才点火熬药。一般花、叶、茎、全草类中药浸泡 30 分钟左右，根、种子、果实、矿石类中药浸泡 60 分钟。

煎药时：李乾构老师常叮嘱患者煎药时自己加三片生姜和三颗大枣（目的是增加益气健脾、温中散寒作用和调和药味及清除余毒）。煎药加多少水合适？传统的方法是加 3 碗水煎成 1 碗。因为一副中药的药味有多少不同，每味中药的剂量多少不一样，不同的中药吸水量也不同，加多少水煎药合适呢？李乾构老师推荐煎药加水加至以水浸没中药面 2～3 cm 为佳，或用手掌按压中药时水刚刚漫过手背。中药经过浸泡点火煎药的时候开始要用大火（即中医讲的武火），待煮沸以后改用小火（即中医讲的文火），保持微沸状态继续煎煮 15～30 分钟，一般治外感病的汤药煮沸以后继续煎煮水 15 分钟即可，治慢性病的汤药煮沸后要继续煎煮 30 分钟。然后把煎煮的药液倒出来，少加水煎第二遍，加多少水合适？一般加第一次水量的三分之二左右，煎药方法同上，也是开始用大火煎煮，待煮沸以后改用小火保持微沸状态继续煎煮 15～30 分钟，倒出第二遍煎药液，将第一遍药液与第二遍药液混合温服。关于汤药煎煮时间还要灵活掌握，对有芳香类含挥发油的中药煎煮时间宜短，对有矿石类、贝壳类中药或滋补类中药煎煮，宜用文火，而且煎煮时间宜适当延长为 15～30 分钟。

汤药服法：我院门诊中药汤剂代煎成两袋（每袋 200 mL），早晚各喝一袋（200 mL）。李乾构老师对汤药的服法是：治外感病的汤药，煎两次共取 400 mL，分四次温服，早晚各喝 100 mL，上午 10 点钟和下午 3 点钟各喝 100 mL，趁热喝，喝完汤药卧床盖被休息半小时左右，最好微微出汗以祛邪外出，则外感即愈。治慢性病的汤药，煮煎两次，共取 300 mL 分三次温服，上午 9～10 点钟、下午 2～3 点钟、晚上 9～10 点钟各喝 100 mL，即餐后两小时左右喝药。经治疗后若慢性病人病情稳定，自觉症状不多时可改为一剂汤药喝两天，即一剂汤药煎煮两次共取 400 mL 分四次温服，但一天只喝两次药，即上午 9～10 点和晚上 9～10 点各喝 100 mL。

### 5. 临床治疗验案分享

（1）口吐清水案

王某，男，60 岁，农民，平素体质较弱，1998 年 1 月，因感受风寒，头痛身痛，恶心欲吐，服解表药治疗后感冒已愈，呕恶已停，但出现口吐清水不止，经多位治疗未效而来求诊。症见纳食减少，大便稀溏，四肢不温，唇舌均淡，脉沉细。辨证为脾胃虚寒，胃气上逆，治用温中散寒，和胃降逆法，方选苓桂术甘汤加味治疗（茯苓、桂枝、白术、甘草、党参、干姜、陈皮、法半夏、旋覆花、紫苏）。七剂，每日一剂水煎服。患者服药二剂口吐清水减少，服药五剂基本上不吐清水，服完七剂口吐清水之苦痊愈。

口吐清水之症属于中医饮疾，中医治饮的代表方剂是苓桂术甘汤。苓桂术甘汤方剂中加入党参为四君子汤，能补气健脾。苓桂术甘汤方剂中加入干姜为理中汤，能温中健脾；苓桂术甘汤方剂中加入陈皮、法半夏为二陈汤，能健脾胃、祛痰湿；旋覆花为和胃降逆要药；妙在加入紫苏。紫苏味辛性温，可散寒行气。《本草正义》说它能开胸膈，醒脾胃，化痰饮，解郁结，利气滞。临床遇到脾胃气滞而呕吐不止者，单用紫苏煮服，可立即见效。

（2）胃不和则卧不安案

胡某，男，29 岁。十天前与友人聚餐后出现脘腹胀满，大便溏臭，夜间寐差，辗转不得卧。某院医生投酸枣仁汤而腹泻更甚。就诊时症见：入睡难，梦多易醒；纳呆，脘胀，便溏酸臭，苔白腻，脉细滑。此胃不和则卧不安也。治失眠多用酸枣仁汤，但有溏泄者不宜用，应用《灵枢》半夏秫米汤。

处方：姜半夏 9 g，炒薏苡仁（代替秫米）30 g，鸡内金 10 g，焦三仙 30 g，枳壳 10 g，厚朴 10 g，党参 10 g，苍术 10 g，茯苓 15 g，甘草 10 g。7 剂，每日 1 剂，水煎 300 mL，餐后两小时服 100 mL。

复诊：已能入寐，纳增泄止。予香砂养胃丸合人参归脾丸以巩固疗效。《素问·逆调论》曰："胃不和则卧不安。"病由饮食不节，脾胃失职所致。运化不及，则气血乏源，心神失养而致失眠。本案特征是失眠同时伴有纳呆、脘胀、便溏等胃肠症状，故治疗宜从脾胃入手，治失眠选用半夏秫米汤，方中秫米，名老中医万友生用糯米代替，李乾构教授用薏苡仁代替秫米，用四君子汤补益脾胃，用焦三仙、鸡内金消食导滞，用枳壳、厚朴理气消胀除满，诸药合用共奏补中安神消食导滞之功。

### （七）李乾构教授辨证治疗内外妇儿杂病的总结

李乾构老师平日治疗消化系统之外，同时擅长治疗内科其他杂病，现总结李乾构老师治疗内外科常见病及杂病的经验。

#### 1. 治疗失眠病经验

**验案 1**

患者老年女性，78 岁，主诉：失眠多梦 10 年余。

现症见：失眠多梦，心烦，纳可，小便黄，大便调。舌红，苔薄黄，脉弦细。

中医诊断：不寐—心肝血虚。

治法：养血调肝安神。

处方：酸枣仁汤加减。

| | | | |
|---|---|---|---|
| 太子参 15 g | 茯 神 15 g | 炒白术 10 g | 生甘草 10 g |
| 酸枣仁 30 g | 知 母 10 g | 当 归 10 g | 淡豆豉 10 g |
| 陈 皮 10 g | 砂 仁 5 g | 远 志 10 g | 醋柴胡 10 g |

七付药，水煎服。患者服药 1 周后，诉失眠多梦较前好转，李老师叮嘱患者再服药 14 付。

**验案 2**

患者老年女性，65 岁，主诉：失眠多梦 6 年余。

现症见：失眠，入睡困难，腰腿痛，怕冷，纳可，小便清，大便日1 次，不成形。舌淡红，苔薄白，脉沉细。

中医诊断：不寐—肾阳虚。

治法：补肾安神。

处方：附子干姜汤加减。

党　参 15 g　　附　子 6 g(先煎)　干　姜 10 g　　生甘草 5 g

首乌藤 15 g　　苍　术 10 g　　煅龙骨 15 g　　煅牡蛎 15 g

陈　皮 10 g　　肉豆蔻 6 g　　芡　实 10 g　　焦三仙 30 g

桑寄生 15 g　　乌　药 10 g　　川　芎 10 g　　枳　壳 10 g

七付药，水煎服。患者服药 1 周后，诉失眠多梦较前好转，李老师叮嘱患者再服药 14 付。

**验案 3**

患者老年男性，82 岁，主诉：失眠心慌 3 年余。

现症见：失眠，心慌，乏力，活动后加重，纳可，小便调，大便干，日 1 次。

舌淡红，苔薄白，脉沉细。

中医诊断：不寐—心气虚。

治法：养心安神。

处方：炙甘草汤加减。

玄　参 15 g　　茯　神 15 g　　生白术 20 g　　炙甘草 10 g

丹　参 20 g　　生地黄 10 g　　肉　桂 6 g　　珍珠母 15 g

檀　香 10 g　　五味子 10 g　　煅龙骨 15 g　　煅牡蛎 15 g

柏子仁 15 g　　麦　冬 15 g　　火麻仁 10 g　　大　枣 10 g

七付药，水煎服。患者服药 1 周后，诉失眠多梦较前好转，李老师叮嘱患者再服药 14 付。

**学习心得体会**：中医认为，人的正常睡眠与"神"相关，中医讲"心主神明"，又《景岳全书·不寐》所论："不寐证虽病由不一，然惟知邪正二字则尽之矣。盖寐本乎阴，神其主也，神安则寐，神不安则不寐；其所以不安者，一由邪气之扰，一由营气之不足耳。"一般而言，由于情志所伤，肝气郁结，心火偏亢，气滞血瘀，或痰火内扰，胃气不和致令脏腑气机升降失调，阴阳不循其道，阳气不得入于阴，心神不安所致者多为实证失眠；若因老年体衰，气血不足，或病后气血亏损，阴阳失调，或思虑过度，劳伤心脾，致令心失所养，神无所主，或血虚胆怯，肝失所养，或心肾不交，虚火上扰所致者，多为虚证失眠。也就是说失眠与"心"的功能失常关系最大，同时涉及肝、脾、肾。具体地说就是分为心血亏虚、心脾两虚、心肝血虚、心肾不交、肝阳上亢、心火偏亢几种类型。下面分别介绍李乾构老师经常使用的安神药物的功效、差别，总结老师遣方用药时的原则、习惯、依据。

**龙骨、牡蛎**：镇惊安神，平肝潜阳，收敛固涩，重镇安神，可治疗头晕、目眩、急躁易怒。还可与补虚药联合使用，治疗盗汗、自汗、遗尿、崩漏等。煅用有收敛生肌的功效。①《本经》：主咳逆，泄痢脓血，女子漏下，癥瘕坚结，小儿热气惊痫。②《别录》：疗心腹烦满，四肢痿枯，汗出，夜卧自惊，恚怒，伏气在心下不得喘息，肠痈内疽，阴蚀，止汗，缩小便，尿血，养精神，定魂魄。安五藏。白龙骨疗梦寐泄精，小便泄精。③《药性论》：逐邪气，安心神，止冷痢及下脓血，女子崩中带下，止梦泄精，梦交，治尿血。④《纲目》：益肾镇惊，止阴疟，收湿气，脱肛，生肌敛疮。⑤《日华子本草》：健脾，涩肠胃，止泻痢，渴疾，怀孕漏胎，肠风下血，崩中带下，鼻洪，吐血，止汗。

**酸枣仁**：养心安神，敛汗生津，滋养肝血，起到养肝血、宁心神的作用。①《本经》：主心腹寒热，邪结气聚，四肢酸痛，湿痹。②《别录》：主烦心不得眠，脐上下痛，血转久泄，虚汗烦渴，补中，益肝气，坚筋骨，助阴气，令人肥健。③《药性论》：主筋骨风，炒末作汤服之。④《本草拾遗》：睡多生使，不得睡炒熟。⑤《本草汇言》：敛气安神，荣筋养髓，和胃运脾。⑥《本草再新》：平肝理气，润肺养阴，温中利湿，敛气止汗，聪耳明目。味酸，反酸、烧心的患者慎用。但对于形体消瘦、脑力工作长期耗伤心血的患者较为适用。

**柏子仁**：养心安神，润肠通便，止汗。①《本经》：主惊悸，安五藏，益气，除湿。②《别录》：疗恍惚，虚损吸吸，历节，腰中重痛，益血止汗。③《药性论》：能治腰肾中冷，膀胱中冷脓宿水，兴阳道，去头风，主小儿惊痫。④《纲目》：养心气，润肾燥，益智宁神；烧沥治疥癣。⑤《日华子本草》：治风，润皮肤。⑥《岭南采药录》：治跌打；以盐渍之，煎服，能治咳嗽。

**远志**：养心安神，化痰消肿，益智。①《本经》：主咳逆伤中，补不足，除邪气，利九窍，益智慧，耳目聪明，不忘，强志倍力。②《本草经集注》：杀天雄、附子毒。③《本草纲目》：治一切痈疽。④《药性论》：治心神健忘，坚壮阳道。⑤《日华子本草》：主膈气惊魇，长肌肉，助筋骨，妇人血噤失音，小儿客忤。⑥《别录》：定心气，止惊悸，益精，去心下膈气、皮肤中热、面目黄。在临证时，取其祛痰开窍作用，用于痰阻心窍之神昏痰盛及精神失常，或精神不振，可配菖蒲、郁金。取其交通心肾的作用，用于心肾不交之失眠，常配茯神、酸枣仁。远志适用于痰浊扰心，常常配合竹茹化痰作用更强。同时还可以治疗咳嗽、痰多、乳房肿痛、记忆力下降等。

**珍珠母**：平肝潜阳，定惊止血。治头眩，耳鸣，心悸，失眠，癫狂，惊痫，吐血，衄血，妇女血崩。①《中国医学大辞典》：滋肝阴，清肝火。治癫狂惊痫，头眩，耳鸣，心跳，胸腹膨胀，妇女血热，血崩，小儿惊搐发痉。②《饮片新参》：平肝潜阳，安神魂，定惊痫，消热痞、眼翳。③《吉林中草药》：止血。治吐血，衄血，崩漏。对于合并崩漏导致贫血的患者、心神不宁的患者有较好的作用。此外，我们发现失眠涉及心、肝、肾等多个脏腑，治疗要有所侧重。

### 2. 治疗足跟痛

足跟痛要内治与外治相结合。足跟痛属中医学的"骨痹"范畴。肾主骨，中医理论认为足跟痛属肾虚。《医方集解》治足跟痛用六味地黄丸补肾。《张氏医通》谓："属肾脏阴虚者，则足胫时热足跟痛，用六味丸加龟甲、肉桂；属肾脏阳虚者，则不能久立而足跟痛，用八味丸治疗；挟湿者，必重着而肿，治用换骨丹、史国公药酒。"

李乾构教授在临床上治足跟痛肾阴虚证，用知柏地黄丸加牛膝、独活、威灵仙；足跟痛肾阳虚证用桂附八味丸加牛膝、巴戟天、威灵仙；足跟痛兼重着而肿者，用六味地黄丸合三妙散（重用茯苓30g利尿消肿）。具体方法是用中药汤剂头煎二煎内服，中药药渣加白术30g、鸡血藤30g，煎第三煎，用第三煎药液浸泡足跟，每日二次，每次30分钟。临床观察治疗足跟痛（足跟骨刺）的患者，足跟疼痛厉害，足跟不敢落地，用药内治与外治相结合治疗两天，患者足跟痛减轻，足跟能落地，坚持治疗一个月，病即痊愈。

### 3. 浅说汗

出汗是正常的生理现象。人身上的皮肤表面大约有200多万个汗腺分泌汗液。出汗以自汗、盗汗最为常见，此外，尚有不常见的红汗。《伤寒论》曰："太阳病，脉浮紧，发热身无汗，自衄者愈。"《三因方》解释："此种鼻衄，世谓之红汗，病愈之征。"此非寻常鼻衄，而为太阳病之热以衄泄者，故谓之"红汗"。尚有不常见的战汗。凡病欲解之时，若其人体虚，邪与正争，微者为振，甚则为战，正气胜邪，必先寒战，而后汗出而解，故称"战汗"。《伤寒论·辨脉法》曰："脉浮而紧，按之反芤，此为本虚，故战而汗出也。"邪正相争于外则为战。战为正气将复，病情愈之佳兆。尚有不常见的魄汗，既汗且喘者谓之"魄汗"。《素问·生气通天论》曰：古"白"与"魄"通用，肺之色白而藏魄，魄汗为肺气受迫而出，故又称"白汗"，乃濒死之恶象。尚有冷汗。汗出冷如水，名曰"冷汗"。《伤寒论》云："寒极反汗出，数慄而战，寒则厥，厥则腹满死。"此汗又称"阴汗"，乃寒厥之危象，亟宜回阳止汗，四味回阳饮加白术、山茱萸、五味子治之。

### 4. 出汗有八大好处

出汗是人体正常的生理活动。出汗可以通经活络、疏通血脉、平衡阴阳、有益健康。李乾构教授总结出汗有八大好处：

（1）出汗可以调节体温。

（2）出汗可以减肥。

（3）出汗可以控制情绪。

（4）出汗可以排毒。

（5）出汗可以清洗汗毛孔，清洁皮肤。

（6）出汗可以改善睡眠和记忆力。

（7）出汗可以促进新陈代谢，稳定血压。

（8）出汗可以治病。通过出汗可以治疗感冒等多种外感疾病。中医治法中有汗法，通过出汗来驱散病邪，解除痛病。

### 5. 治汗病有四法

出汗太过（多）则会损伤津液耗伤气血而导致汗病，李乾构教授归纳了治疗汗病的清、泻、收、补四法。

（1）清法：即"热则清之"的治法。主要是针对"热汗"。用生石膏以清气、清胃热；血分热盛用黄芩、黄连、黄柏等苦寒泻火以清血分之热。阴分的伏热用生地、赤芍、丹皮以凉血清热。

（2）泻法：即"实则泻之"的治法。主要是针对脏腑实热所引起的"实汗"，例如泻肝火以敛肝气，常用龙胆草、虎杖、芦荟之类。泻胃肠以解腑热，常用大黄、芒硝，通腑以导热外出。

（3）收法：即"敞则收之"的治法。主要是针对腠理不固，浮阳溢出之汗。常用的药物如浮小麦、麻黄根、龙骨、牡蛎、五味子、诃子、乌梅等。

（4）补法：即"虚则补之"的治法。主要是针对气、血、阴、阳诸虚，卫外不固所引起的虚汗。例如用人参、黄芪补气，补肺固表；用酸枣仁、浮小麦，补心固液，益心气，收心液；重用白术、薏苡仁补脾助肺固表，又能除湿，以制湿邪外溢之汗出；用熟地、黄精滋补肾阴，或以桂、附温补肾阳。

## 6. 浅说自汗与盗汗

中医学认为出汗是由于阴阳失调，腠理不固而致汗液外泄的病症。常见的出汗有自汗与盗汗。《中医诊断学》教材指出："自汗是指醒时经常汗出，活动尤甚的症状。多见于气虚证和阳虚证；盗汗是指睡则汗出，醒则汗止的症状。多见于阴虚证。"其实，自汗与盗汗都是热邪迫液外出的现象，并无本质的区别。从字义上看，"盗"乃偷窃之意，盗汗是指睡卧时偷偷地出汗。自汗是指自己出汗，也有偷偷地、暗自地、不知不觉地出汗之意。由此可知，自汗与盗汗最初的概念并无本质的区别。是南宋陈无择将出汗分为自汗与盗汗。陈无择以出汗时间来区分"自汗"与"盗汗"，并将病机区分为"自汗属阳虚""盗汗属阴虚"。

汗出的本质在于两方面，一为汗出的动力，一为汗出的调控力。汗为阳气蒸腾阴液而成，阳热为汗出的动力，故凡阳热偏胜者，如阴虚而生内热、心肝火盛、痰湿瘀阻郁而化热、外邪入里化热等，均可迫津外泄为汗。卫气具有调控力，能调控汗毛孔的开阖，固摄肌腠，促使汗液有节制地排泄。当卫气虚弱时，则不能固护肌腠，导致玄府（即汗毛孔）不密，津液外泄为汗。

汗出的本质为阳热偏胜与卫气虚，与出汗时间无关，"自汗"与"盗汗"在概念并无本质的区别。因此，对出汗（包括自汗与盗汗）的治疗要辨证，要补益卫气和清除阳热并施。不要拘泥于"阳虚则自汗，阴虚则盗汗"的理论。李乾构教授认为按睡与醒出汗时间来区分"自汗"与"盗汗"，并将病机区分为"自汗属阳虚""盗汗属阴虚"，缺乏依据。

## 7. 玉屏风牡蛎汤治盗汗

盗汗是指睡中汗出而不自知，醒后汗自止的病症。中医有阳虚则自汗，阴虚则盗汗的理论。其实，盗汗与肺卫气虚有关。汗为心液，为阴血所化。《素问·宣明五气篇》云："五脏化液，心为汗。"盗汗一症与心相关。汗为五液之一，肾"主五液"，盗汗又与肾相关。故盗汗之症，是肺卫气虚，气阴失调所致。治疗盗汗，要补肺益卫，协调气阴。不可泥守于"阴虚盗汗"一说。李乾构教授在临床上，治盗汗用自拟的玉屏风牡蛎汤治疗获得较满意的疗效。玉屏风牡蛎汤由黄芪、白术、防风、煅牡蛎、五味子、沙参、浮小麦组成，取黄芪、沙参、白术益气生津，补益肺卫；煅牡蛎、浮小麦固卫敛汗；五味子入肾滋水敛汗，得参、芪之甘，气阴同调，更促酸甘化阴以充既耗之津液。全方气阴同调，心、肺、肾三脏兼顾，服之甚效。若见阳虚者可加肉桂；阴虚有热者加生地；脾虚肌腠不密者加茯苓；肝之疏泄太过，汗出而筋脉拘急者加白芍、甘草；血虚者加当归、熟地黄。

### 8. 启膈散治疗梅核气

临证中常见患者主诉咽喉梗阻，喉中似有一物梗阻，吐之不出，咽之不下，中医名之梅核气，今天介绍《医学心悟》记载的启膈散专治梅核气。

启膈散是《医学心悟》一书记载的方剂，由沙参 9 g、丹参 9 g、茯苓 3 g、川贝母（去心）4.5 g、郁金 1.5 g、砂仁壳 1.2 g、荷叶蒂 2 个、杵头糠 1.5 g 组成。具有润燥解郁，化痰降逆的功效。主治噎膈，咽下梗塞，食入即吐，或朝食暮吐，胃脘胀痛，舌绛少津，大便干结者。临床应用加减：兼呃逆者加丁香、柿蒂；虚者加人参；兼虫积加胡黄连、使君子；兼血瘀加桃仁、红花；兼痰积加橘红；兼食积加莱菔子、麦芽、山楂。方中沙参清胃滋燥而不腻，川贝解郁化痰而不燥，茯苓补脾和中，杵头糠滋养胃阴，郁金开其郁结，丹参补血活血，荷叶蒂宣通胃气，砂仁醒脾开胃。李乾构教授在临床上应用启膈散加旋覆花、代赭石、郁金、威灵仙治梅核气，获效甚著。

### 9. 祛瘀须活血，活血必行气

中医理论"气为血之帅，血为气之母"。气行则血行，气滞则血凝，血凝气尤滞。所以，临证治病须调理气血。

李教授曾治一位姓袁的女病人，46 岁。腹部疼痛反复发作已 2 个月。经某医院检查，右下腹有一鹅蛋大之包块，诊为"卵巢囊肿"，经多方医治无效。患者不愿手术治疗，就诊于中医。症见右下腹有一鹅蛋大小的包块，能触摸疼痛，移动性不大，腹部胀满，脉象沉弦，唇舌紫黯，断为癥瘕气滞血瘀证。以《妇人良方》牡丹皮散加味。药用：牡丹皮 10 g，延胡索 15 g，当归尾 10 g，赤芍 15 g，丹参 15 g，三棱 10 g，莪术 10 g，川牛膝 10 g，桃仁 10 g，桂枝 10 g，广木香 10 g，三七粉 3 g，七剂，每日一剂水煎服，服一剂后腹痛减轻，连续服七剂，腹痛消失，经某院复查，右下腹包块消失。本案表明：临证治瘀须活血化瘀，而活血必须兼以行气，治病勿忘调理气血。

治疗瘀血证的具有活血化瘀作用的方剂有桃红四物汤、血府逐瘀汤、膈下逐瘀汤、少腹逐瘀汤、身痛逐瘀汤、通窍活血汤、桃核承气汤、复元活血汤、丹参饮、失笑散十个。

### 10. 介绍施老治肺热咳嗽的验方

陈皮配桑白皮是北京四大名医之一施今墨老先生治疗肺热咳嗽的经验方。中医理论认为脾为生痰之源，肺为贮痰之器。痰是因为脾虚不能运化水湿而化生为痰，存在肺脏这个容器里。所以治痰的根本要治脾，同时又要兼顾帮助肺来祛痰。咳嗽黄痰，黏稠难以咳出属于肺热，宜用桑白皮清化肺中热痰。见痰治痰是治标之举，还要治生痰的根本（脾虚），选用具有健脾理气、化痰止咳作用的陈皮来给桑白皮配伍，标本同治才能起到事半功倍的疗效。治肺热咳嗽可用桑白皮 15 g，陈皮 10 g，水煎代茶服用。桑白皮与陈皮配伍，一个管肺，专门清祛痰热，一个管脾，专门健脾化痰。陈皮性温，桑白皮性寒，用陈皮的温性以制约桑白皮的寒性，两者搭配，相得益彰，它是治肺热咳嗽的基础方。

### 11. 抑郁症临床体会

由于生活节奏加快，工作压力增大，工作学习不顺心时就容易出现抑郁焦虑状态，继而发展为抑郁症。

抑郁症是指情绪低落，思维迟缓，并伴有兴趣降低，主动性降低等精神运动迟滞为主要表现的一类心理障碍综合征。属于中医"郁证""脏躁""百合病"范畴。临床表现精神抑郁，焦虑不安，悲观绝望，烦躁易怒，同时伴有一系列躯体症状。气机郁滞、肝脾失调、心失所养是其发病的病机。治宜舒郁宁心。

抑郁症多因情志不遂，肝气郁结而失于条达致病，临床多见肝郁气滞证。治宜以疏肝理气为主，方用逍遥散合甘麦大枣汤为基础方（柴胡10 g、白芍 15 g、当归 10 g、白术 10 g、茯苓 10 g、甘草 10 g、淮小麦30 g、大枣 10 g）。兼见气滞痰阻证加二陈汤；兼见气滞血瘀证加丹参饮。兼见失眠严重加酸枣仁、珍珠母、夜交藤以宁心安神。若肝气郁滞较重，两胁胀痛加玫瑰花、佛手花、合欢花以疏肝理气。

中医讲心病还要心来医，对抑郁症的治疗除用药治疗外还要注重调护，辅以心理治疗，建立个人爱好，如养花、音乐、书法、舞蹈等以改变心志，陶冶情操。

### 12. 生地、黄芪、甘草是治口疮的要药

口疮多因火热腐肉生疮，治宜从火论治。一是生地可滋水以补阴，阴水多则可灭火；二则女性月经周期性口疮，多有阴血亏虚，生地入血分可凉血养血，血不燥热则津液自润，阴津充足则可制火；三是生地有增液润肠通便作用，大便通则火随便排出，有利于口疮愈合。所以生地为治口疮要药。

黄芪能补气固表，敛疮生肌，为治疗口疮良药。药理研究表明黄芪能增强机体免疫功能，具有促进溃疡愈合的作用。

甘草能补气健脾，清热解毒，为治疗口疮要药。现代药理学研究表明甘草有抗炎、抗溃疡、解毒、调节免疫和类激素等作用，可促使口腔溃疡的愈合。

实验表明黄芪、甘草有促进单核巨噬细胞生长、促进表皮细胞生长、促进局部蛋白质合成、加速肉芽组织形成的功能，可促进口疮的愈合。所以，治疗口疮宜在辨证论治的处方中加入生地、黄芪、甘草补气固表、

滋水制火，促进口疮愈合。

## （八）李乾构教授谈饮食及体质对疾病的影响

李乾构老师认为，药膳是中医药宝库中的重要组成部分，平日运用饮食调养身体，寓医于食，调补养生，对于一些慢性疾病的治疗具有很好的辅助和预防作用。

### 1. 猪肉的食疗作用

猪肉为猪科动物猪的肉。猪肉以雄猪肉为好，经阉割者尤佳，取肉鲜用或冷藏备用。猪肉为汉族人肉品中的主食。猪肉可煮汤、红烧、清炒、酱、焖、炖、涮，或与素菜搭配，可烹调出百余种菜肴，风味不同，香鲜可口，是人们天天要吃的肉类。

中医认为猪肉味甘性平，入脾、胃、肾经，具有补气养血、益肾润燥的功效。主治气血亏虚、身体瘦弱、温热病后热退津伤、咽喉干痛、肺燥咳嗽、肠通枯燥、大便秘结等症。凡是身体虚弱或病后体弱，疲乏无力者，均可用猪肉补益强身。

民间有"穷莫丢猪，富莫丢书"之说，这是中国老百姓数千年的治家之道。猪是六畜中的瑰宝，全身都有食疗作用，猪一身都是宝，除猪肉之外，猪皮、猪脑、猪心、猪血、猪肺、猪肝、猪胆、猪胰、猪肚、猪肾、猪骨、猪蹄、猪肠等均各有其用。

### 2. 猪血的功效

猪血又名血豆腐。猪血为猪科动物猪的血液。宰杀猪时，取流出的血液，加少许盐拌匀凝固备用。中医认为猪血有治病的功效，猪血性味咸平，入心、肝经，具有补血润燥的功用，主治头风眩晕、癫痫惊风、中满腹胀、大便干燥等症。猪血食用一般用 250～500 g。

猪血营养丰富，含 18.9% 的蛋白质，是猪肉蛋白质含量的 4 倍，是鸡蛋含量的 5 倍。猪血中还含有十几种氨基酸，特别是含有人体必需的 8 种氨基酸和组胺酸。此外，猪血还含有葡萄糖、维生素、钙、磷以及多种人体必需的微量元素，如铬、钴、硅和铁等。猪血中脂肪含量极低，是理想的减肥食品。猪血中的钙含量为猪肝的 10 倍。猪血中的铬有保护心、脑血管的作用，可预防动脉硬化、血管变性和糖尿病等症。猪血含铁量极为丰富，而且吸收利用率高。猪血含铁量比猪肝高 2 倍，比瘦猪肉高 20 倍，比鸡蛋高 18 倍。猪血是补铁补血良药。猪血还可增强人的免疫力，有抗癌作用。猪血中的钴有防止人体恶性肿瘤生长的作用。

### 3. 鸡肉的食疗作用

我国农村家家户户都养鸡，家中来了客人一般都杀鸡宴请客人。因为中国人认为鸡肉是补益食疗的佳品。中医认为鸡肉味甘性温，入脾、胃经，具有温中益气、补脾养血、活血调经、补精填髓、强筋壮骨的功效。主治虚劳羸瘦、病后体弱、食少乏力、反胃泄泻、头晕心悸、水肿消渴、小便频数、崩漏带下、产后乳少等症。鸡类品种繁多，古籍记载中，认为鸡之雌雄、羽毛的颜色不同其性味、功效均有差别，如《名医别录》载鸡肉，"丹雄鸡：主久伤乏疮。白雄鸡：主下气，疗狂邪，安五脏，伤中，消渴"。《日华子本草》亦曰："黄雌鸡：止劳伤，添髓补精，助阳气，暖小肠，止泄精，补水气。黑雌鸡：安心定志，治血邪，破心中宿血及痈疽排脓，补心血，补产后虚羸，益色助气。"

鸡肉的营养丰富，含有丰富的蛋白质，少量脂肪，多种维生素以及钙、磷、铁、镁、钾、钠、硫等化学成分。

### 4. 辣椒是菜是药又是调味品

辣椒是蔬菜，是调味品，更是营养丰富的良药。中医认为辣椒味辛性热，入心、脾经，具有温中散寒、开胃消食的功效，主治寒滞腹痛、食欲不振、呕吐泻痢等症。

民间有则谜语："红口袋，绿口袋，有人怕，有人爱。"谜底就是辣椒。辣椒适量食用能增加唾液分泌，促进胃肠蠕动，有助于消化和健胃的功效，会使身体产生热量，促使体内脂肪"燃烧"，有利于减肥。中医说辣椒有温中散寒的功效，因而食后能刺激心脏跳动，加速血液循环，使人感到脸红，热乎乎地温暖。在寒冷季节食用之，能防治风湿病、关节炎、冻伤和感冒等病。辣椒里的辣椒素可以杀死肠道里的一些寄生虫。辣椒素首先刺痛传递痛觉的神经细胞，然后又使得神经细胞不再起作用，大脑不再接到疼痛这一信息，因而起着镇痛作用。用辣椒制成辣椒膏就有止痛功效。值得指出的是，吃辣椒不要过量，否则会"辣极生悲"，增加患结肠癌及胃癌的发生率。

辣椒致癌抗癌学说：国内外专家对辣椒进行研究时惊奇地发现，辣椒中所含的辣椒素既可致癌，又可抗癌，关键在于摄入量的多少。因为，大量的辣椒素能引起血压升高和出汗，并会导致神经系统的损伤和消化道溃疡。到印度、韩国等酷爱辣椒的地方进行过调查结果表明，多食辣椒易引发结肠癌，小量食辣椒的居民肝癌的发生率低，说明小量辣椒素能起到一定的抗癌作用。对我国湖南、四川等省调查，普遍喜吃辣椒的胃溃疡的发病率远低于其他省区（研究发现辣椒能刺激人体前列腺素 $E_2$ 的释放，能增加胃黏膜的血流量，有利于促进胃黏膜的再生，以维持胃肠上皮细胞的完整性，从而发挥防治胃溃疡病的作用）。因此，适度地食辣椒，有一定的健胃保胃作用。

### 5. 牛肉补气功同黄芪

牛肉为牛科动物黄牛或水牛的肉。中医认为牛肉味甘，水牛肉性凉，黄牛肉性温，入脾、胃经，具有健脾益胃、补气养血、强壮筋骨的功效，主治食少痞积、消渴水肿、虚劳羸瘦、筋骨不健、腰膝酸软、面色萎黄、畏寒怕冷、手术后创伤口久不愈合等症。

肉类中以牛肉营养最丰富，营养价值最高，常食牛肉有补气健身的作用。因此古有"牛肉补气，功同黄芪"之说。牛肉专补脾胃之气，中医认为气血精液皆由脾胃而化生，因此补脾胃，即能补五脏，养精血，强筋骨，有益于身体健康。

### 6. 养生保健吃玉米

玉米是药食两用之品，有很好的养生保健作用。中医认为玉米味甘性平，入脾、胃、肺、大肠经，具有调中健胃、益肺宁心、降血脂、降血糖、利尿、利胆退黄的功效。主治脾胃不健，食欲不振，饮食减少，水湿停滞，小便不利引起的水肿、高血压、高血脂、糖尿病、冠心病等症。

鲜玉米可煮食，干玉米可爆米花或磨碎熬粥，磨成玉米粉可做饼、制糕点，玉米还可榨油。人们赞美玉米是"皇冠上的珍珠"，是"黄金食物"。玉米的养生保健作用越来越受到人们的青睐。新疆英吉沙县的吐地沙拉依，1984年已经135岁，当时是我国年龄最高的寿星，其饮食以玉米面为主，辅以少量细粮。据云南省一个长寿村的调查，这里的人之所以长寿，多吃玉米是重要原因。玉米有抗细胞衰老、延缓脑功能减退的良好作用。玉米中含的谷胱甘肽，被誉为长寿因子。玉米中蛋白质、卵磷脂有利于人体的新陈代谢，能促进儿童的智力发育及健脑益智。另外玉米中丰富的谷氨酸，能促进人的大脑细胞正常代谢，有利于排除组织中的氨，加速新陈代谢，增强记忆力，具有良好的健脑作用。玉米中所含的谷胱甘肽具有抗癌作用。而玉米中的纤维素能刺激肠蠕动，加速粪便排泄，防止便秘。玉米油被誉为"健康营养油"，含有大量不饱和脂肪、维生素E，可降低血中胆固醇，软化血管，有防治高血压、动脉粥样硬化、冠心病、血液循环障碍等心脑血管疾病的作用。

### 7. 黄豆补虚能防癌

黄豆是我国百姓最常吃的豆类，黄豆为豆科植物大豆的黄色种子，有"豆中之王"之称，黄豆可炒食、炸食，煮汤、煮粥，加工成各种豆制品（如豆浆、豆腐、豆腐脑、素鸡、豆腐干、豆腐衣等）。黄豆磨成粉可加工成食品，黄豆还可榨油。中医学认为黄豆味甘性平，入脾、胃、大肠经，具有健脾利水、宽中导滞、解毒消肿的功效，主治疳积泻痢、腹部胀满、水肿小便不利、疮痈肿毒等症。

埃及的医学家研究发现，黄豆中的硒元素能防止致癌物质与正常细胞的脱氧核糖核酸结合，从而起到防癌作用。同时还发现黄豆中的胡萝

卜素进入人体小肠，受酶的作用可转变为维生素 A，维生素 A 可抑制致
癌物质苯并芘的氧化而起防癌作用。哈佛大学的专家研究发现，经常吃
黄豆制品，能使结肠癌的风险减少一半。美国亚拉巴马州立大学的一项
研究发现，饮食中只要有 5% 的黄豆，就能大大抑制老鼠身上诱致乳癌
的化学因素。辛辛那提儿童医院的研究发现，更年期前的妇女食用黄豆
能对激素分泌产生良好的影响而起到预防乳癌的作用。黄豆含有大量的
维生素 E，有保护上皮细胞完整的功效，亦能起防癌作用。

### 8. 白薯延年又益寿

白薯是我国百姓常吃的薯类，白薯又称红薯。中医学认为白薯味甘
性平，入脾、胃、肾经，具有健脾养胃、补气生津、宽肠通便的功效，
主治脾胃虚弱、大便秘结、口渴咽干等症。

白薯的营养丰富，有延年益寿的功效。调查发现，日本长寿的农村，
白薯是长年不断的食物；我国广西两个瑶族自治县是长寿之乡，那里的
农民也以白薯为主食；安徽人均寿命高于其他地区，宿县地区人均寿命
居全省之冠，这也与宿县地区的人们天天吃白薯有关。白薯有延年益寿
的功效，早在《本草纲目》中已有记载："海中之人多寿，亦由不食五
谷而食甘薯故也。"现代医学研究证明：白薯中有类似雌激素的化学物
质，有保持皮肤细腻，延缓衰老的作用。据近代医学的研究认为，白薯
含有 7%～8% 的纤维素，它不被吸收，能吸附大量水分，可促进肠蠕动，
使排泄通畅，既能预防和治疗便秘，又可减少大肠中致癌物质的存在，
缩短肠腔内毒物通过的时间，减少致癌物质和组织的接触时间，从而起
预防大肠癌的作用。肠道垃圾及时排出体外，有益于身体健康。

### 9. 黑芝麻能抗衰老

黑芝麻为脂麻科一年生草本植物脂麻的干燥成熟种子，中医学认为
味甘性平，入肝、肾、大肠经，具有补益精血、润燥滑肠的功效。主治
须发早白、血虚眩晕、妇女产后乳少、肠燥便秘、风湿痹病等症。

黑芝麻营养丰富，主要含有脂肪油 35%、植物蛋白 22%、12 种氨基

酸、芝麻素、芝麻林素，葡萄糖、半乳糖、果糖、蔗糖、芝麻糖，锰、铁等 10 余种微量元素，核黄素、维生素等化学成分。药理研究表明，黑芝麻有抗衰老、降血糖、兴奋子宫的作用，并能抑制肾上腺皮质功能，对不饱和脂酸酶有抑制作用。

古人有黑芝麻抗衰之说，《抱朴子》记述黑芝麻能抗衰老，谓黑芝麻"服一至百日，能除一切痼疾，一年身面光泽，二年白发返黑，三年齿落更生，四年水火不能害，五年行及奔马，久服长生"。唐人孙思邈享年 101 岁，原因之一就是 40 岁以后常吃蒸晒过的黑芝麻。据分析黑芝麻中含有丰富维生素 E、卵磷脂，是抗衰老、延年益寿的营养成分。

### 9. 苹果止泻又能通便

苹果是我国城乡人们最爱吃的水果。中医学认为苹果味甘酸，性平，入肺、胃经，具有健脾开胃、生津止渴、润肺除烦的功效，主治中气不足、消化不良、气滞不通、烦热口渴、饮酒过度等症。

苹果既能止泻又能通便的作用与苹果所含化学成分有关。苹果含鞣酸和有机酸，有收敛作用，苹果中的果胶又能吸收细菌和毒素，所以苹果能止泻。而苹果皮中含有大量纤维可刺激肠道，促进大肠加快蠕动，又能使大便松软容易排出，所以苹果能通大便。平时排便费力者吃苹果要带皮吃，平素大便稀溏者吃苹果要去皮吃。

### 10. 海参是海上人参

海参是营养丰富而又名贵的食物，民间有海参是海上人参之说。海参为刺参科动物刺参或其他种海参的全体。我国沿海地区均产海参。我国出产的可食用海参有 20 余种，海参干制品呈黑褐色，以产量较大的刺参品质优于光参。干海参以纯干、个大、均匀、肉肥者为上品，一般以每 500 g 30 只左右为最佳。海参以其丰富的营养被列为上等珍肴，是我国著名的"海味八珍"之一，可煮汤、清炖、炒食。

中医学认为海参味咸性温，入心、胃、肾经，具有补肾益精、养血润燥、镇静宁神的功效，主治虚劳体弱、阳痿遗精、肠燥便秘、小便频数等症。

海参是一种高蛋白质食品，干海参蛋白质含量占55%以上。自古有"陆有人参，海有海参"之说。海参除含有丰富蛋白质外，还含脂肪、糖类、硫胺素、核黄素、钙、磷、铁、碘等化学成分。海参不含胆固醇。是适合老年人吃的美味佳肴。

### 11. 银耳要一看、二摸、三尝、四闻

银耳又称白木耳，是我国百姓常吃的保健营养食品。银耳为菌类银耳科植物银耳的全株子实体。中医学认为银耳味甘性平，入肺、胃、肾经，具有润肺生津、止咳化痰、滋阴养胃、益气养血、补脑强身的功效，主治潮热出汗、肺热咳嗽、咽干口渴、大便燥结、病后体弱、气短乏力等症。

银耳含有降低人体内脂褐素的活性物质（脂褐素是人体衰老的标志）。因此银耳具有延年益寿、抗衰老和健美的作用。选购银耳首先要鉴别银耳的质量，具体方法有四个步骤，即一看、二摸、三尝、四闻。一看是看银耳的外形，耳花大而松散，耳肉肥厚，色泽呈白色略带微黄，蒂无黑斑或杂质，朵形较圆整，大而美观者为优质银耳。要注意不买纯白色的，往往是用硫黄等物熏漂过的，慎购此类银耳以防中毒。二摸是摸银耳是否干燥，有无潮湿感。三尝是咬银耳尝尝，是否清香，有无异味。四闻是闻银耳有无轻微的菌香味，有菌香味为优质银耳。银耳若呈黄色，可能是因下雨潮湿烘干所致，不影响食用。若银耳洁白色泽晶莹而无微黄色，多是用硫黄熏白的，用嘴品尝有刺辣感不宜食用。特别要注意观察银耳的色泽，若银耳色泽暗黄，甚至有黑斑，朵形残破，可能为发霉变质的银耳，切不可食用。目前已有不少因食用变质银耳中毒的报道，选购银耳要特别注意。银耳易受潮变质，宜装入瓶中密封保存，放置阴凉干燥处。

### 12. 说说"香菇菌蘑肿瘤消"

苏东坡在"食疗歌"中说"香菇菌蘑肿瘤消"。香菇又名香蕈，是

我国百姓常吃的美味佳肴。香蕈为侧耳科植物香蕈的子实体。中医学认为香菇味甘性平，入肝、胃经，具有扶正补虚、健脾开胃、祛风透疹、化痰理气、解毒抗癌的功效，主治正气虚弱所致的神疲乏力、纳少不化、小便失禁、水肿肿瘤、疹透不畅等症。

"香菇菌蘑肿瘤消"这种说法有无科学根据呢？现代研究证明：香菇所含香菇多糖具有提高人体免疫力、抑制癌细胞生长和转移的作用。香菇中的香菇多糖是目前所知的较强的辅助 T 细胞恢复剂和刺激剂。香菇多糖对正常机体免疫功能无明显影响，但当机体受到肿瘤侵犯后，机体免疫功能受到抑制时，却能增强肿瘤患者的机体免疫功能，从而达到治疗或延长肿瘤患者的生命的目的。实验证明，香菇多糖对小鼠肉瘤的抑制率高达 98%。把鲜香菇浸出液喂养移植了"肉瘤-180"的小白鼠，5 周后小鼠身上的瘤细胞完全消失。香菇中含有一种干扰素的诱导剂，能诱导体内干扰素的产生，增强细胞免疫和体液免疫，提高机体的抗癌能力，还能增强放疗与化疗的疗效。蘑菇还含有硒、多糖及多肽类抗癌物质，抗癌疗效明显。当癌细胞繁殖生长过快，T 细胞、自然杀伤细胞寡不敌众时，机体免疫系统显得对癌细胞束手无策时，这就需要增援部队（腺苷三磷酸酶）来增援。而香菇中就含有腺苷三磷酸酶，具有提高人体免疫功能的作用。据胃癌高发区调查统计，常食香菇与不食香菇者的胃癌发病率降低。因此，"香菇菌蘑肿瘤消"这句话，是有科学道理的。

### 13. 常喝蜂蜜能长寿

蜂蜜为蜜蜂科动物蜜蜂所酿的糖类物质。营养丰富，有"百花之精""老人牛奶""糖中之王"的美称。养蜂人饿了渴了喝蜂蜜，长年喝营养丰富的蜂蜜肯定有益于身体健康。

中医学认为蜂蜜味甘性平，入脾、胃、肺、大肠经，具有补中缓急、润燥止咳、滑肠通便、除烦解毒的功效，主治脾胃虚弱、倦怠纳少、脘腹疼痛、肺燥咳嗽、肠燥便秘等症。

苏联科学院院士兹依律调查养蜂人的健康状况，发现 80% 以上的养蜂人活到百岁以上，分析可能与养蜂人每天食用蜂蜜有关。

蜂蜜为蜜蜂科动物中华蜜蜂或意大利蜜蜂所酿的糖类物质。因蜜蜂采百花之精，其营养丰富而且最易被人体充分吸收利用。蜂蜜的主要成分是果糖和葡萄糖（两者约占 70%），还含蔗糖、麦芽糖，蛋白质、糊精、有机酸、氨基酸、淀粉酶、转化酶、过氧化酶、酯酶、蜡、挥发油，维生素 A、$B_2$、$B_6$、C、D、K，花粉、色素，以及钙、磷、铁、镁、锰、钾、铜、铬等人体需要的营养素。蜂蜜的糖含量是牛奶的 17 倍，氨基酸的含量是牛肉、鸡肉的 4～6 倍。

现代研究表明，蜂王浆能兴奋机体造血功能，使红细胞、血红蛋白、血小板数增加，具有扩张冠状动脉和降低血压的作用，还有兴奋性功能和促肾上腺皮质激素样作用，并能抑制金黄色葡萄球菌、伤寒杆菌、痢疾杆菌等 20 多种致病菌。蜂蜜中含有的癸烯酸具有防癌作用，可抑杀淋巴癌、乳腺癌等癌的细胞生长。药理研究表明，蜂蜜有促进机体新陈代谢、增强抗病能力、改善心脑血液循环、增加血红蛋白含量的作用。蜂蜜有抗菌作用，能抑制和杀灭大肠杆菌、链球菌、痢疾杆菌。蜂蜜有营养心肌、改善心肌代谢过程、调节心脏功能并使其正常化作用，有缓泻、增强体液免疫功能、解毒、抗肿瘤和滋补强壮、促进组织再生的作用。因此说蜂蜜是集滋补与治病两大功效于一身保健营养食品，长期服用有延年长寿的作用。

## 14. 蜂胶是保健佳品

从前养蜂人认为蜂胶是废物而扔掉，近代研究蜂胶有营养保健治疗的神奇作用。

蜂胶是蜜蜂赖以生存、繁衍、发展的最根本的物质基础，没有蜂胶就不会有蜜蜂。蜂胶是蜜蜂从植物新生枝芽上采来的一种胶质，是植物遗传精华物质与蜜蜂内分泌物的混杂化合物。古生物学研究，大约在 5000 万年以前，蜜蜂就在地球上生活。蜜蜂在严酷的环境中得以生存下来，并进化成为生命力极强的一种昆虫，其功劳源于蜂胶。20 世纪 70 年代以前，专家对蜂胶所含营养成分进行测定，认为蜂胶只有树脂、蜂蜡和挥发油等近 20 种成分。目前医学研究表明，蜂胶中基本成分是黄酮类物质，已经分离确认的黄酮类物质有 227 种。蜂胶还含有活性酶类、醇类、脂类、萜烯类物质，多种维生素、氨基酸、微量元素等。蜂胶的这些天然物质对增进人体的健康与治疗疾病具有神奇的作用。

据临床验证，蜂胶对高血脂、高胆固醇、动脉粥样硬化有预防作用，具有显著的防止血管内胶原纤维增加和肝内胆固醇堆积的作用。蜂胶中所含的胰蛋白酶等多种活性酶和其他抗病毒物质，可以帮助机体恢复脏器机能。同时蜂胶中所含的 B 族维生素，又是胰脏制造胰岛素的原料。因此，糖尿病人正确食用蜂胶后，可以改善口渴、饥饿、尿频、全身乏力等症状。

日本学者研究发现蜂胶对高血压、低血压、白血病等多种疾病有预防和辅助治疗的作用。巴西索伯研究所对糖尿病重症患者使用蜂胶治疗全部奏效。我国对蜂胶的研究证明蜂胶对高血压、高胆固醇、动脉粥样硬化等"富贵病"有明显预防和辅助治疗作用。蜂胶是一种既可以内服，又可以外用的天然产物。既可以补身健体，又能祛病疗疾，是全面增进人体健康的保健佳品。

### 15. 蜂王浆是"天然营养极品"

蜂王浆是"天然营养极品"。蜂王浆是蜜蜂科昆虫中华蜜蜂和意大利蜜蜂工蜂头部营养腺分泌的特殊营养液，是专门供给蜂王食用或喂养新蜂王幼虫的营养食品。蜂王浆中含有 90 多种活性酶和多肽，含有 30 多种微量元素和 20 种氨基酸、激素、糖类、脂类等化学成分，具有很高的营养价值。

一箱蜜蜂是由一只蜂王、少量雄蜂及多数工蜂组成。工蜂的身长约 13 mm，体重约 100 mg，寿命短者 30 多天，长者 3～4 个月；而蜂王的身长是工蜂的 2 倍，体重是工蜂的 3 倍，寿命为 4～6 年是工蜂的 50 多倍。成熟的蜂王一天可以产卵 1500～2000 枚，重量几乎与自己的体重相等，一生要产卵 300 多万枚。为什么蜂王有如此大的能量呢？主要是得益于一生都食用蜂王浆，吃蜂王浆者就变成了蜂王，吃蜂蜜者就成了工蜂，由此可见蜂王浆的神奇功效。

中医学认为，蜂王浆味甘酸涩，性平。具有滋补强壮、益肝健脾、延缓衰老功效，适用于老年体弱、久病体虚者。

现代研究表明，蜂王浆内含有丰富的生物活性物质，而且各种营养成分比例搭配合理，对人体有非常好的滋补强壮、促进机体代谢、提高免疫功能、营养心肌延缓衰老的作用，特别适合于中老年人服用，也可用于高血压病、高脂血症、糖尿病、慢性肝炎、慢性肾炎及更年期综合征等疾病的辅助治疗，对促进人体的新陈代谢和调节生理功能均有较好功效。

应用蜂王浆要注意以下事项：①要将蜂王浆密封后低温保存。一般放入冰箱中保存。②用低温水冲服。王浆中含有多种活性成分，受高温后易失去药理活性，故必须用低温开水冲服。③儿童孕妇不宜服用蜂王浆。因蜂王浆中含有激素样物质，不适宜儿童及孕妇服用。特别是蜂王浆与人参配伍而成的滋补品，儿童服用过多易引起性早熟。孕妇服用过多的蜂王浆也对胎儿的生长发育不利。④对蜂王浆过敏者禁用。蜂王浆含有激素、酶及异性蛋白质等物质，某些过敏性体质的人，服用蜂王浆可出现过敏性反应，不宜服用蜂王浆。

### 16. 魔芋可防治便秘

魔芋是药食两用之品。据《本草纲目》记载，在 2000 多年前我们的祖先就吃魔芋并用魔芋治病。我们食用的魔芋是南星科多年生草本植物魔芋的根。中医学认为，魔芋味甘，性凉，有小毒，入脾、胃、大肠经，具有健脾养颜、清肠解毒、消肿散结、和中止痛的功效。主治胃痛便秘、痈疖肿毒、肿瘤瘿瘤、毒蛇咬伤等症；外用治痈疖肿毒、毒蛇咬伤。生魔芋要用生姜和火碱炮制去毒，水煎服用量 15～30 g，须煎 2 小时后方能服用；外用适量，可捣烂敷患处。

民间吃魔芋的传统的吃法是做魔芋豆腐，如今采用魔芋制成的食品有一百多种。

魔芋中含有水分（97%）、葡萄糖、甘露多糖，还含有 16 种氨基酸、10 种矿物质和微量元素，以及丰富的食物纤维。研究证明，魔芋的药理作用有降压、降脂、降糖、清肠、减肥、美容、防癌等。魔芋含 97% 水分可润滑肠道，魔芋的植物纤维是甘聚糖易溶于水，能刺激肠道，促进肠道蠕动而排便。所以说，魔芋是"胃肠清道夫"，可防治便秘。

### 17. 喝奶有十大好处

人生下要吃妈妈的奶汁长大，若妈妈没有奶汁就要喝牛奶代替母奶。中医认为奶味甘性平，入脾、胃、心、肺经，具有补益气血、健脾养胃、补心益肺、润燥解毒的功效。主治虚弱劳损、虚烦惊悸、气虚乏力、血虚便秘、肺热燥咳、食欲不振、失眠多梦等症。牛奶含有丰富的营养，归纳起来牛奶有十大好处：

（1）牛奶中含有钾，可使动脉血管壁在血压升高时保持稳定，减少中风的危险。

（2）牛奶中的碘、锌和卵磷脂，能提高大脑的工作效率。

（3）牛奶可阻止人体吸收食物中的铅、镉等有害重金属。

（4）酸奶和脱脂牛奶，可增强免疫功能，阻止肿瘤细胞生长。

（5）牛奶中的镁，能增加心脏和神经系统的耐疲劳能力。

（6）牛奶中的锌，能促进伤口愈合，尤其是适合手术后的病人。

（7）牛奶中的钙，能增强骨密度，可预防骨质疏松。

（8）牛奶中含有左旋色氨酸等物质，睡眠前饮用，有促进睡眠的作用。

（9）牛奶中的铁、铜和维生素 A，有美容作用，可使皮肤保持光滑和丰满。

（10）牛奶中的维生素 B，可维持正常视觉功能，预防舌炎、角膜炎。

现代研究表明牛奶含有丰富的营养成分：含有蛋白质、脂肪、碳水化合物、胆固醇、维生素 A、维生素 $B_1$、维生素 $B_2$、烟酸、维生素 C、维生素 E、钙、磷、钾、钠、镁、铁、锌、硒、铜、锰等。因此李乾构教授主张人要一辈子喝奶，小儿断母乳之后还要继续喝牛奶。

### 18. 喝奶出现腹胀、腹泻怎么办

有些人喝牛奶会出现腹胀、腹泻。喝牛奶出现腹胀、腹泻的主要原因是身体内缺乏消化牛奶的乳糖酶。正常情况下，牛奶在小肠经乳糖酶水解成葡萄糖和半乳糖后被吸收。当体内乳糖酶缺乏时，牛奶在小肠内不能被分解吸收，而完整地转运到大肠，在大肠细菌的作用下被发酵，进而产酸、产气，刺激肠道黏膜，导致腹胀、肠鸣、肠痉挛，腹泻。这是对牛奶不耐受，据统计有 9.0% 的亚洲成年人、70% 的成年黑人、15%～30% 的白人均有乳糖不耐受现象。

喝牛奶出现腹胀、腹泻，应该怎么喝牛奶？①将一袋牛奶 250 mL 分为 5 次喝，最好在进餐时喝。②喝发酵乳制品（酸奶）。酸奶是乳酸菌在发酵牛奶过程中使大部分乳糖产酸而制成，剩余少量乳糖不足以使人产生肠道不适症状。③喝无乳糖奶粉代替牛奶或喝"低乳糖奶"。上述三条无效的，采用豆奶代替品。

### 19. 一天应该喝多少奶合适？

牛奶营养丰富，人们每天都要喝奶，那么一天要喝多少奶才合适呢？李乾构教授主张每天喝 250 mL 牛奶为宜。因为中国人普遍缺乏乳糖酶，一次喝奶喝得太多，可能会出现腹胀、腹泻等症状。据调查：每次喝一袋牛奶（250 mL）出现不耐受的概率不超过 15%，但一次喝 500 mL 牛奶，腹胀、腹泻等症状的发生率超过 30%。另外，牛奶中含钙较多，考虑到牛奶中钙质的吸收，一次喝牛奶过多，奶中钙质的吸收率不仅不会增高，反而可能降低。所以，只要坚持天天喝奶，每天喝 250 mL 牛奶就够了。

### 20. 喝牛奶注意事项

中医认为牛奶味甘，性平，有补养作用。但喝牛奶还是要注意以下五点：

（1）牛奶不宜煮沸喝。用刚刚烧开的水冲奶粉或将鲜奶煮开，会使牛奶中的蛋白质变性。牛奶会由溶胶状转变成凝胶状，导致沉淀物出现。另外煮沸的牛奶中的钙会出现磷酸钙沉淀，不利于吸收。牛奶中乳糖煮沸时产生焦糖，则可以诱发癌变。

（2）牛奶不能与药同服。牛奶中的钙、镁等元素可与许多中西药物发生化学反应，生成不可吸收的物质，不仅降低了药效，还可能对人体造成一定伤害。

（3）喝牛奶不宜加巧克力。在牛奶中加入巧克力，就会使牛奶中的钙与巧克力中的草酸产生化学反应，生成草酸钙，进而就会导致缺钙和导致腹泻。

（4）喝牛奶不要加过多糖。每 100 g 牛奶加 8 g 糖对人体没有多大影响，如果加糖在 10 g 以上，就使牛奶变成了高渗性甜奶，不利于人体吸收还容易滞留在消化系统当中，加重胃肠的负担，诱发腹泻。所以，喝牛奶最好不要加糖。

（5）喝牛奶不宜加钙粉。老年人骨质疏松，喝奶时往往加钙粉来补充钙，这样喝法不妥，喝牛奶不宜加钙粉。牛奶当中含量最多的蛋白质是酪蛋白，如果在牛奶当中加入了钙粉，过多的钙离子就会与酪蛋白相结合，使牛奶出现凝固的现象，另外钙还会与牛奶当中的其他蛋白相结合产生沉淀，特别是在加热时，这种现象尤为明显，从而大大降低牛奶的营养价值。

### 21. 饮食有预防疾病的作用

民间有"民以食为天"的说法。说明人们每天都离不开吃东西。那么饮食到底有什么作用呢？饮食有预防疾病的作用。

人体正气旺盛就能避免邪气的侵袭，保持健康状态，达到预防疾病延年益寿的目的。合理安排饮食可保证身体的营养，使五脏六腑气血经络的功能旺盛、保持身体健康状态。现代研究证明，人体如缺乏某些营养成分就会生病。如缺乏某种维生素就会引起夜盲症、脚气病、口腔炎、坏血症；缺少钙质会引起佝偻病；缺乏碘会引起甲状腺肿；缺乏铁质会引起贫血等。从饮食上补充缺乏的维生素和矿物质等营养成分就能预防这些疾病。

所以，我们要科学地饮食，每天进食要粗细搭配，荤素搭配，品种多样，少吃慢吃。如此才能保障饮食的消化吸收，供给机体所需的各种营养，身体的组织器官功能正常运转，从而可以达到预防疾病的目的。

### 22. 介绍食物的五种滋补法

饮食有滋养作用，饮食的滋养作用是人体赖以生存的基础。为此，人们一日要吃三餐。据统计，一个人一生中要摄入的食物超过自己体重1000倍。吃进的东西对身体有滋养作用。人们一般从五方面进行食补：一是平补法，用不热不寒的性质平和的食物平补。如吃粳米、玉米、扁豆、白菜、猪肉、牛奶等平补食物有滋补作用。二是根据自身体质选吃具有补气又能补阴，或既能补阳又能补阴的食物。如山药、蜂蜜既补脾肺之气，又补脾肺之阴；枸杞子既补肾阴，又补肾阳等，这些食物适用于普通人保健。三是清补法，是应用补而不滋腻碍胃，性质平和偏凉的食物，如萝卜、冬瓜、西瓜、小米、苹果、梨、黄花菜、鸭汤等，有清胃热、通利二便、清中有补的作用。清补法以水果、蔬菜居多。四是温补法，吃温热性食物，如核桃、龙眼肉、狗肉、牛羊肉、鳝鱼、海虾等，适用于阳虚或气阳亏损者（如肢冷、畏寒、乏力、疲倦、小便清长而频或水肿等症患者），也可用于普通人冬季进补。五是峻补法，是应用补益作用较强、显效较快的食物来达到急速补益的目的。常用的峻补食物有狗肉、鹿肉、鹿茸、鹿胎、鹿尾、鹿肾、熊掌等。

### 23. 介绍具有抗衰老作用的食物

人们日常注重养生保健，及时消除致病因素，可起到延缓衰老的作用。中医认为用饮食调理五脏六腑也具有抗衰老作用。研究表明具有抗衰老作用的食物有扁豆、豌豆、薏苡仁、蚕豆、粳米、糯米、小米、稻米、大麦、黑大豆、荞麦、黄豆、小麦、核桃、大枣、栗子、龙眼、荔枝、莲子、山药、藕、芡实、桑椹、山楂、乌梅、落花生、百合、白果、杏仁、荸荠、橘、梨、罗汉果、橄榄、黑芝麻、枸杞子、生姜、芫荽、萝卜、芋头、冬瓜、大蒜、西瓜、苹果、荷叶、枣仁、白砂糖、蜂蜜、橘皮、蘑菇、银耳、木耳、紫苏叶、茶叶、苣荬菜、苜蓿、香椿、茼蒿、木瓜、韭菜子、南瓜、鹿肉、鹿胎、鹿鞭、鸡肉、鸭肉、鲤鱼、鲫鱼、鳝鱼、蛏肉、牡蛎肉等等。

### 24. 说说食物的治疗作用

中医有"药食同源"的理论，有些食物吃了能饱腹而且具有药物的治病作用。食物的治疗作用可以概括为补、泻、调三个方面。

一是食物的补益作用（补益脏腑）：中医认为人体脏腑机能低下是导致生病的重要原因。中医学把这种病理状态称为"虚"，虚有肝虚、心虚、脾虚、肺虚、肾虚，以及气虚、血虚等。针对虚的治疗就要补，一般主张用血肉有情之品来滋补。如鸡汤可用于虚劳；当归羊肉汤可用于产后血虚；牛乳可用于病愈后调理；胎盘粉可用于补肾强身；猪骨髓可用于补脑益智；粳米可补脾和胃；荔枝能补血，益人颜色；花生能健脾和胃，滋养调气；黑芝麻有补血、生津、润肠、乌发的作用；银耳能益气生津，可用于肺脾两虚、津亏阴虚体弱之人等。

二是食物的泻实祛邪作用：外部致病因素侵袭人体或人体内部功能亢进可导致人体生病。中医学把这种病理状态谓之为"邪气实"，针对邪气实的治疗要用泻实祛邪，如果同时又有正气虚弱的表现，则是"虚实错杂"。此时要针对病情进行全面的调理，既要直接去除病因即所谓"祛邪安脏"。如用大蒜治痢疾、山楂消食积、薏苡仁祛湿气、藕汁治咳血、赤小豆治水肿、蜂蜜润燥通便等。这些食物有多方面的治疗作用，如鸡蛋除补充丰富的营养作用外，还有调节脏腑功能、清解热毒的作用。

三是食物的调整阴阳的作用：人体五脏六腑的生理机能只有在和谐协调的情况下，才能维持健康状态，免受病邪的侵袭。人体内环境阴阳调和是生命活动的基本条件。生活中科学饮食则可起到维持阴阳调和的作用。另外，对阴阳失调所导致的疾病状态也可利用饮食的性味进行调节。如阳虚的人可用具有温补作用的牛肉、羊肉、狗肉、干姜等温热类食品补助阳气；若是阴虚则要选用具有清补作用的百合、甲鱼、海参、银耳等甘凉类食品养阴生津。如此则可调整阴阳平衡，维持身体健康。

根据中医"寒者热之，热者寒之"的治疗原则，用饮食的寒、热、温、凉四种特性来调整人体的寒热状态，从而达到预防疾病和治疗疾病的目的。如对偏热的体质或热性疾病，可选用性质属寒的食品，如瓜果蔬菜中的梨汁、藕汁、橘汁以清热泻火、生津止渴；用西瓜、茶水以清热利尿；用萝卜、甘草以治外感喉痛；用香菜、荆芥以清热解表；用赤小豆、白扁豆以清热除湿。如对偏寒的体质或寒性疾病，可选用性质属温属热的食品如香菜面、姜糖汤以温中发汗治风寒感冒；用胡椒、生姜以通阳健胃治胃寒、胃痛。

### 25. 人需要七类营养素

营养学家认为人体需要的营养素有蛋白质、碳水化合物、脂肪、无机盐、维生素、水和膳食纤维七大类。这些营养素对人类生长、发育、延寿以及下一代的成长都起着重要作用。

（1）碳水化合物（糖类）是生命的燃料。1 g 碳水化合物能产生 4 千卡的热量。米面含碳水化合物最多。从事一般工作的人每天摄入碳水化合物所产生的热量应占膳食总热量的 60%～70% 为宜。从营养学角度，提倡每天吃 250～300 g 粮食。中医认为米面味甘性平，具有补中益气、滋养身体的功效。

（2）蛋白质是生命活动的物质基础。人身体的大部分是由蛋白质所组成（如大脑、肌肉、骨骼、内脏、血液、神经、皮肤、毛发、指甲等都是由蛋白质所构成）。1 g 蛋白质可产生 4 千卡热能。在总热量中蛋白质生热比应占 12%～14%。中国营养学会推荐，成年人每日每千克体重应摄入 1.0～1.2 g 蛋白质，建议每天吃 100 g 肉类、一个鸡蛋、50 g 豆类。

（3）脂肪是供给热能的营养素。脂肪可分为动物脂肪与植物脂肪两大类。人体内的脂类分为储脂（可变脂）与基本脂（固定脂）两大类。实验表明：人空腹时体内贮存着的脂肪可氧化供给 60% 以上的能量需要。如果绝食 1～3 天，能量的 85% 来自脂肪，脂肪是给机体供给热量的主要来源。1 g 脂肪氧化后可释放 9 千卡热量，比碳水化合物和蛋白质释放的热量高一倍多。

从营养学角度认为成年人每天需要脂肪供给热量占每日总量的 25%（儿童为 35%）。每人每天应摄入脂肪一勺（25 g）。

（4）维生素是生命的催化剂。参与多种酶的活动，推动机体新陈代谢，调节身体各种功能。是维持身体的正常生长、发育、繁殖和维持人体正常功能的有机化合物。所以说维生素是生命的生物催化剂。维生素有 20 余种（维生素 A、B 族维生素、维生素 C、维生素 D、维生素 E、维生素 K 等），分脂溶性与水溶性两类。脂溶性的维生素有维生素 A、D、E、K 四种；水溶性的维生素有 $B_1$、$B_2$、$B_6$、$B_{12}$，泛酸，生物素，烟酸，叶酸，以及维生素 C 等。维生素 A 缺乏可患干眼病、夜盲症；维生素 $B_2$ 缺乏可患口角炎、舌炎、角膜炎、白内障、脂溢性皮炎、阴囊炎等；维生素 C 缺乏可导致牙龈和皮下出血、吸收不良，严重时可致坏血病；维生素 D 缺乏，儿童易患佝偻病，成年人易患骨软化病。

（5）无机盐和微量元素是维护人类健康不可缺少的元素。人体内大约有 50 多种元素，除了碳、氢、氧、氮是以有机物的形式（蛋白质、脂肪、糖类）出现之外，其余的都是无机元素，大都以盐的形式存在于体内，所以又称为无机盐。根据元素在体内含量的多少，分为常量元素和微量元素。每日需要量在 100 mg 以上的元素属常量元素，有钙、镁、钠、钾、磷、硫、氯 7 种：在体内含量少的元素称为微量元素，有锌、碘、铜、硒、氟、锰、铕、钵、钒、镍、铂、铬、锡、硅14种。微量元素在体内的含量不足人体体重的0.1%，但缺少和过多都会引起疾病。例如缺乏碘引起甲状腺肿；缺乏锌可能出现纳食减少、味觉迟钝、异食癖、性器官发育不良、男子睾丸萎缩、女子月经不调；缺乏硒则致克山病、大骨节病。

（6）水是人体重要的组成成分。水占人体体重的三分之二。如一个人的体重是60 kg，体内的就水有40 kg。水是维持生命不可缺少的物质。

（7）膳食纤维是第七营养素。膳食纤维是指食物在人体肠道内不被消化的植物性物质。包括粗纤维、半粗纤维和木质素等。现代医学证明，食物纤维素在保障人类健康，延长生命方面有着重要作用。膳食纤维广泛存在于蔬菜、水果、粗粮、青豆、小扁豆、土豆等食物之中。每天吃500 g蔬菜和250 g水果，就能保障人体所需要的第七营养素（膳食纤维）。

### 26．科学饮食的木桶观念

我们已经知道人体需要的营养素有50多种，可分七大类——蛋白质、脂肪、糖类、维生素、矿物质（包括微量元素）、水和膳食纤维。它们对人体健康，各自有各自的作用，缺一不可。这50多种营养素有如由七块木板箍成的木桶，其盛水量的多少是由这几块木板的长短共同决定的，若其中有一块木板缺少或较短，则木桶的盛水量，就被这块短板所限制。因此，人们每天吃的饮食要全面安排、综合考虑、巧妙搭配，才能吃得好，吃出健康，吃掉疾病。我们赖以生存与发展的饮食中过少或过多地摄入都会影响身体健康，因此，提醒人们要科学饮食，要有膳食木桶观念。

### 27．平衡膳食的宝塔观念

世界卫生组织全球性调查表明：70%的人是处于健康与疾病之间的亚健康状态。只有10%的人身体健康，20%的人患有各种疾病。亚健康虽然不是疾病，但如果不重视，就有可能转化为疾病。若能科学合理饮食就能消除亚健康状态，向健康转化。中国营养学会推荐平衡膳食宝塔观念。其主要内容是将人们日常食用的食物分成五大类：宝塔底层，是谷类（包括杂粮）与薯类，每人每天需摄 250～800 g；宝塔第二层，是蔬菜水果类，每人每天吃 500 g 蔬菜和 250 g 水果；宝塔第三层，是动物性食物，每人每天吃 100 g 肉类、一个鸡蛋；宝塔第四层是奶类、豆类及豆制品，每人每天要喝一袋奶（250 mL）、吃 50 g 豆类及豆制品；宝塔第五层（塔尖）是油盐类，每人每天吃油脂类 25 g、盐 6 g。

按上述宝塔膳食观念调配饮食，既可以避免由于营养缺乏而引起的营养缺乏病，又可避免因营养过多而引起的高血压、冠心病、糖尿病、脂肪肝、痛风和动脉硬化等"富贵病"。

### 28. 说说科学合理的饮食

怎么吃才算是科学合理的饮食。人们每天吃的食物包括了蛋白质、碳水化合物、脂肪、无机盐、维生素、水、膳食纤维七大类营养素，食物中包括了人体需要的 50 多种元素，而且是按照平衡膳食的宝塔观念进食的，这就是科学合理的饮食。具体说科学合理的饮食要荤素搭配，多吃素食；酸碱平衡，食物偏碱；精食粗食，以粗为主；肥瘦兼取，多瘦少肥；吃七分饱，细嚼慢咽。

（1）荤素搭配，多吃素食：荤者肉食也。荤食过多会给健康带来消极的影响，多吃素食会促进酸碱平衡，预防心血管疾病及避免肥胖，还能养颜美容，但长期素食也是弊多利少。建议每人每天要吃 500 g 蔬菜，100 g 荤食，荤素搭配，以素食为主，有利于身体健康。

（2）酸碱平衡，食物偏碱：食物有酸性和碱性之分，粮食、肉类、禽类、水产类、蛋类、花生、核桃、糖类等食物是酸性食物；而蔬菜、水果、奶类、薯类、豆类、海带等食物属于碱性食物。健康状态下人体内的体液一般呈弱碱性，因此，在日常膳食中注意酸碱两类食物的适量搭配，多吃蔬菜、水果、奶类、薯类，少吃肉类、禽类、蛋类，力求做到食物偏碱，保持身体正常健康状况。

（3）精食粗食，以粗为主：精食口感好，易受人喜爱。但是，粮食加工往往会损失对人体健康有益的营养物质，导改营养不良。因此，要粗粮细粮搭配吃，以粗粮杂粮为主，以保障营养全面，促进营养的互补吸收，有利于身体健康。

（4）肥瘦兼取，多瘦少肥：人们现在爱吃瘦肉而不敢吃肥肉，害怕脂肪多导致肥胖，怕吃肥肉会胆固醇过多而患心脑血管疾病如冠心病、动脉硬化症。人体需要的七大营养素中脂肪是供给热能的营养素，脂肪有七大生理功能，人不吃脂肪是不行的。其实，每百克肥肉中含胆固醇为 107 mg，远远低于蛋黄、虾米、鱼籽，在快节奏的工作和生活下，我们应该肥瘦兼取，现在人们普遍爱吃植物油，更应当适量吃些肥肉，使动物脂肪与植物脂肪的比例处于 1∶2 的平衡状态，有利于身体健康。

（5）吃七分饱，细嚼慢咽：从营养学角度，提倡进餐时要吃七分饱，细嚼慢咽，李教授主张吃一口饭一口菜要咀嚼二十遍以后，才慢慢吞咽以帮助消化。细嚼慢咽可促使口腔中的唾液淀粉酶分泌而帮助消化。唾液中还有一种能降低食物中致癌物毒性的酶。吃七分饱，细嚼慢咽，才是科学的饮食方法。

## 29．说说喝水的四方面作用

水是人体七大营养素之一，水是构成人体的基本物质，人体内的水占人体重量的 70%，人体血液里水含量高达 83%，肌肉中有 76% 是水，皮肤里有 72% 是水，骨头里也含有 22% 的水。水是维持生命不可缺少的物质。水对人体十分重要，喝水有以下作用：

（1）水是人体的主要组成成分。

（2）水能促进体内的新陈代谢，利于营养物质的消化、吸收、运输以及代谢废物的排泄。

（3）水能调节人体体温，使体温保持在 36～37℃。

（4）水有润滑作用。它能滋润皮肤，湿润眼睛咽部及消化道，润滑关节以减轻关节的摩擦，使人体活动起来轻松自如。

### 30. 每天要喝 1500 mL 水

成年人每天从肺、皮肤、消化道和肾脏排出的水量约为 2500 mL，每人每天需要补充 2500 mL 的水以维持动态平衡。人体内水的来源有三：饮水、食物中所含的水、体内代谢氧化时产生的水。饮水及食物中所含的水是人体内水的主要来源。一日三餐食物中含的水约为 800～1000 mL；体内代谢氧化所产生的水每日约为 300 mL；成年人每天应喝水 1200～1500 mL。夏天气候炎热出汗多则要适当多喝点水，冬天天冷出汗少就适当少喝点水。人对水的需要量，随着年龄、体重、气候、环境和劳动强度的不同而有所差异。人体能自身调节维持水的动态平衡。

### 31. 喝水要喝白开水

我们知道了水是维持生命不可缺少的物质。每个人天天都要喝水，那到底喝什么水好呢？喝水要喝白开水。目前市场上的水有桶装水、瓶装水、矿泉水、饮料水、果汁水、纯净水等等，我们该喝什么水好？中国专利信息中心在北京组织召开了"21 世纪喝什么水"的高层研讨会，全国一些知名专家、管理部门的领导及企业代表参加了这次大会。中国学生营养促进会秘书长郭节认为，根据国情还是喝烧开的白开水为好，容易被机体吸收又便宜。但是切忌大量出汗时单纯饮用白开水，夏天气温高大量出汗易引起体内缺水，此时不能单纯饮用白开水，要在白开水中加点盐，因为大量出汗时体内失去较多的盐分，电解质平衡被破坏，喝进的水无法在组织和细胞内停留，会随汗液排出体外，相应又要带走体内的一部分盐，口渴更严重，白开水喝得越多体内的钠离子丢失也越多，口渴也得不到解决，严重者还会出现乏力、恶心、不思饮食等症状。研究证明：每 100 mL 白开水加入 0.3 g 食盐，口渴时饮用这种含盐的白开水既能解渴又有益于身体健康。

### 32. 喝水的最佳时间

科学饮水不仅要适量，还要把握四个最佳时机：

（1）清晨起床后：清晨饮水可以使肠胃马上苏醒过来，刺激胃肠蠕动防止便秘；能迅速降低血液浓度，促进循环；让人神清气爽，恢复清醒；可补偿夜间水分消耗，对预防高血压、脑溢血、脑血栓等疾病有一定作用。

（2）上午 10 点左右：可补充由于工作流汗及由尿液排出失去的水分，体内囤积的废物也会因此而顺利"搬运"出去。

（3）下午 3～4 点：午餐进食的食物已逐渐消化、吸收，代谢产生的废物和毒性物质必须尽快从尿中排出，饮水可加速毒素排泄，减轻肝和肾脏的负担。

（4）晚上就寝前：人在睡眠时会自然蒸发出汗，在睡眠的 8 小时内又无法补充水分，因此在睡前半小时要预先补充水分喝 100 mL 左右的水，但不要过量，让身体在睡眠中仍能维持水的平衡的状态，同时也能降低尿液浓度，防止结石的发生概率。还可以冲淡浓度较高的血液，加速血液循环。

### 33. 喝水有八大禁忌

水是人体七大营养素之一，水是构成人体的基本物质，水对人体有非常重要的作用，成年人每天要喝水 1200～1500 mL 以维持动态平衡。但喝水有八大禁忌：一忌渴了才喝。二是忌大出汗后立即大量喝水，宜少量多次喝水。三忌大量出汗时单纯饮用白开水。四忌未经煮沸的生水（井水、沟渠水、自来水）。五忌饮过热的开水。六忌打嗝时饮水。七忌睡前过多饮水。八忌饭后立即饮水。

### 34. 养生三花茶

李老师平日非常重视养生和生活调摄，其中饮茶是李老师每天必须做的事。他喝茶不多，却很讲究。李老师喜欢平日里喜欢喝的三花茶，包括三七花、玫瑰花、菊花。李老师认为，三花茶对于患有多种慢性病的老年人的养生非常有帮助。

【材料】

三七花三五朵　玫瑰花三五朵　杭菊花　龙井茶叶。

【饮法】

每天沏三次，每天代茶饮。少量多次饮用。

【功效】

对于这个三花茶的功效，李乾构教授特别做了分析：菊花可以清肝明目，对于治疗高血压有好处；三七有活血化瘀降血压，同时改善心肌供血的作用；玫瑰花中医讲是解郁的，当前社会，压力较大，玫瑰花可解郁疏肝；上述三者同用，可以疏肝清热，活血解郁。有高血压、精神压力较大的朋友，可以尝试。三七花是甜的，微微有点苦涩，但是开始吃三五朵就行了，习惯了后要口重一点，随个人口味放就可以。

### 35. 李乾构教授谈饮茶

李乾构教授喜欢饮茶，对茶文化有一定研究。李乾构教授曾经对我们讲过，传说乾隆皇帝下江南来到岳阳，乘船泛舟洞庭，登上君山，品尝了君山茶。当他看到用柳毅井水冲泡的君山茶，水色清亮，幽香四溢，乾隆喜笑颜开，赞不绝口，当即封君山茶为御茶。《巴陵县志》对君山贡茶有记载："君山贡茶，自乾隆四十六年始，每岁贡十八斤。谷雨前，知县遣人采制一旗一枪，白毛茸然，俗呼白毛尖。"君山茶产于唐代，而君山银针（君山茶）盛名于清朝，与乾隆皇帝封君山茶为贡品密切相关。

茶叶也是一味中药，茶叶为山茶科植物茶树的嫩叶或嫩芽，我国长江流域及长江以南地区均产。春、夏和秋季采摘初发的叶芽，以清明前采摘者称为明前茶。一般经加工精制后用，亦可鲜用。我国茶生产历史最久，品种也多，大约有 140 种，常喝的茶有绿茶、红茶和花茶三种。一般老百姓喝茶的习惯是：绿茶性凉，擅长清热解暑，宜炎热的暑天喝；红茶性温，擅长温中健胃，宜在严寒的冬天喝；花茶居中，春季、秋季宜喝花茶。

茶叶性凉，味甘微苦，具有清暑止渴、消食和胃、清热利尿、解乏醒神的功效。主治风热上犯，头晕目昏，暑热烦渴，或饮酒过度，多睡好眠，神疲体倦，小便短赤或水肿尿少，油腻食积，消化不良，湿热腹泻等症。还有解毒的作用，用于误服金属盐类或生物碱类毒物尚未被吸收者。每次用5～10 g茶叶沸水泡后喝，或水煎服；或入丸、散剂。

茶叶含有茶碱和咖啡因，对中枢神经系统有兴奋作用。绿茶提取物有明显的降压、抗动脉硬化、抗氧化作用。茶叶还有利尿、降血脂、抗癌、抗病原微生物、抗炎和抗过敏作用。茶叶中含的单宁酸可预防中风。实践证明，喝茶有益于身体健康。

实践证明，喝茶有益于身体健康。但喝茶要注意以下事项：

（1）睡前不宜喝茶。

（2）婴幼儿不宜喝茶。

（3）脾胃虚寒、失眠及习惯性便秘的人要慎喝茶。

（4）吃人参、土茯苓、威灵仙及含铁药物者禁服茶叶。

（5）茶叶过量、喝茶过浓，易引起烦躁、兴奋、呕吐、失眠的"茶中毒"症状，"茶中毒"者喝大量西瓜汁可解毒。

（6）饭后不宜立即喝浓茶（绿茶含鞣酸高达10%～24%，饭后立即喝茶，茶叶中的鞣酸与食物结合成不溶性沉淀物，使铁难以被吸收）。

（7）不宜空腹饮茶。

（8）不要喝发霉变质的茶叶。

### 36. 李乾构教授的"三通"法

李乾构教授主张的保健方法是三通。三通是指大便通、小便通、汗毛孔通。

大便通是要保持每天排便，把粪便里的食物残渣、死的和活的细菌、细菌中的酶对食物残渣发酵和腐败作用产生二氧化碳、脂肪酸、硫化氢、氨、吲哚等废物、垃圾、毒素及时排出体外。有资料表明，大便通畅，血中低密度胆固醇、肌酸等有害物质能被迅速削减，有利于高血压、心脏病、脂肪肝、肥胖症的康复。

小便通是指一天排尿5～6次，排出1500 mL左右尿量，颜色清亮，排尿畅通。把身体多余的水分和身体代谢产生的尿素、肌酐、氨等有害物质通过小便排出体外，有利于身体健康。

汗毛孔通是指汗毛孔张开微微地出汗，把身体多余的水分和身体代谢产生的尿素、尿酸、氮、乳酸等有害物质，通过汗毛孔张开微微出汗排出体外，有利于身体健康。

大便通、小便通、汗毛孔通的三通保健法可以疏通人体脏腑管道，促使人体气血经络通畅，能及时把人体代谢的废物、毒素、垃圾排出体外，能保持人体的脏腑平衡、气血平衡、阴阳平衡，达到健康的目的。

### 37. 气虚体质的调养

气虚体质是指于元气不足，以气息低弱，机体、脏腑功能状态低下为主要特征的一种体质状态。表现为对外界环境适应能力差，不耐受寒邪、风邪、暑邪。

对气虚体质的调养，要多吃补气的食物（如米类、面类、豆类、薯类、菜花、香菇、牛肉、兔肉、鸡肉、鸡蛋等），少吃耗气食物（如槟榔、空心菜、生萝卜等）。可适当吃补气中药（如人参、黄芪、西洋参、太子参、党参、白术、甘草）。宜适当运动，如打太极拳、太极剑以增强体质，平时可按摩足三里穴进行自我保健。

### 38. 血虚体质的调养

血虚体质是指人体血液不足或血的濡养功能减退所致的以脏腑功能低下为主要特征的一种体质状态。

对血虚体质的饮食调理要常吃具有补血作用的食物，如米类、香菇、豆腐、菠菜、猪肝、血豆腐、猪肉、牛肉、羊肉、鸡肉、鸡蛋等。药物调理可吃有补血作用的中药，如当归、熟地、白芍、阿胶、黄精、首乌、鸡血藤、枸杞子、大枣等。根据自己的体能选用一些传统的健身功，比如八段锦、太极拳。平时可按摩内关穴、足三里穴。

### 39. 阳虚体质的调养

阳虚体质是指由于阳气不足，以虚寒现象为主要特征的体质状态。对外界环境适应能力差，不耐受寒邪，耐夏不耐冬，易感湿邪。

阳虚体质的调养：饮食调理方面可常吃具有补阳作用的食物，如羊肉、猪肚、刀豆、核桃、栗子、茴香等，这些食物可补五脏，填髓，强壮体质。在饮食习惯上，即使在盛夏也不要吃过于寒凉的食物。药物调理方面可选用具有补阳作用的黄芪、西洋参、太子参、党参、茯苓、白术、山药、炙甘草、灵芝、五味子、大枣等。平时也可适当服用一些有补气功效的中成药，如人参健脾丸、补中益气丸。

阳虚之体，适应寒暑变化的能力较差，在严冬，应避寒就温，采取相应的一些保健措施。还可遵照"春夏养阳"的原则，在春夏季节，注意从饮食、药物等方面入手，借自然界阳气之助培补阳气，亦可坚持做空气浴或日光浴等。宜住坐北朝南房子，不要贪凉而室外露宿或在温差变化大的房子中睡眠，以免受风寒而患病。在运动方面，因体力较弱，可做一些舒缓柔和的运动，如散步、慢跑、太极拳、五禽戏、八段锦等。不宜做大负荷运动和出大汗的运动，忌用猛力和长久憋气。经常灸足三里、关元穴有益身体健康。阳虚体质的人要多与别人交谈，平时多听一些激扬、高亢、豪迈的音乐有益身体健康。

### 40. 阴虚体质的调养

阴虚体质是指由于体内津液、精血等阴液亏少，以阴虚内热为主要特征的体质状态。对外界环境适应能力差，平素不耐热邪，耐冬不耐夏，不耐受燥邪。

阴虚体质的调养：饮食调养多吃甘凉滋润的食物，如瘦猪肉、鸭肉、龟、鳖、绿豆、冬瓜、芝麻、百合等。少食羊肉、狗肉、韭菜、辣椒、葱、蒜、葵花子等性温燥烈的食物。阴虚体质起居调理：阴虚者，畏热喜凉，冬寒易过，夏热难受。尤其要注意"秋冬养阴"的原则调养，居住环境宜安静，选择坐南朝北的房子。其运动锻炼应重点调养肝肾之功，如可经常打太极拳、八段锦、固精功、保健功、内练生津咽津的功法等。中午保持一定的午休时间。避免熬夜、剧烈运动和在高温酷暑下工作。宜节制房事。

### 41. 痰湿体质的调养

痰湿体质是指由于水液内停而痰湿凝聚，以黏滞重浊为主要特征的体质状态。对外界环境适应能力较差，对梅雨季节及潮湿环境适应能力更差。

痰湿体质调养：饮食以清淡为原则，少吃肥肉及甜、黏、油腻的食物。可适当多吃葱、蒜、海藻、海带、冬瓜、萝卜、金橘、芥末等食物。平时多进行户外活动，衣着应透气散湿，经常晒太阳或进行日光浴，长期坚持运动锻炼。

### 41. 湿热体质的调养

湿热体质是指以湿热内蕴为主要特征的体质状态。临床表现为面垢油光，身重困倦，口苦口黏，舌质偏红，舌苔黄腻，男性多有阴囊潮湿，女性多见白带增多。湿热体质的人对外界环境适应能力较差，尤其对湿环境或气温高，夏末秋初湿热交蒸气候较难适应。

湿热体质的调养，饮食宜清淡，要多吃甘寒、甘平的食物，如绿豆、芹菜、黄瓜、冬瓜、藕、西瓜。要少食辛温助热的食物，要戒除烟酒。不要熬夜，不要过于劳累。盛夏暑湿较重的季节要减少户外活动。适当地进行运动锻炼。

### 42. 瘀血体质的调养

瘀血体质是指体内血液运行不通畅而停滞聚积于人体某一部位未能及时消散的失去了正常生理功能的血，并表现出一系列外在征象的体质状态。瘀血体质对外界环境适应能力较差，不耐受风邪、寒邪。

瘀血体质的调养：运动锻炼方面要多做有益于心脏血脉的活动，如太极拳、八段锦、长寿功、内养操、保健按摩术等，以全身各部都能活动、助气血运行为原则。

精神调养：瘀血体质的人在精神调养上，要培养乐观的情绪。精神愉快则气血和畅，营卫流通，有利瘀血体质的改善。反之，苦闷、忧郁则可加重瘀血倾向。

饮食调理：可常吃佛手、黑木耳、桃仁、油菜、慈菇、黑豆、藕、桃子、栗子等具有活血祛瘀作用的食物，可少量喝些米酒和葡萄酒有活血化瘀作用。

### 43. 气郁体质的调养

气郁体质是指由于长期情志不畅、气机郁滞而形成的以性格内向不稳定、忧郁脆弱、敏感多疑为主要表现的体质状态。气郁体质的人对精神刺激适应能力较差，平素忧郁面貌，神情多烦闷不乐。

气郁体质的调养：饮食方面可选用小麦、蒿子秆、葱、蒜、海带、海藻、萝卜、金橘、山楂等具有行气、解郁、消食、醒神作用的食物。睡前避免饮茶、咖啡等提神醒脑的饮料。要保持乐观情绪，多参加集体活动，多与人交往和交谈，多多结交朋友，多向朋友倾诉不良情绪，解除自我封闭状态。要多参加活动，适当参加体育锻炼。

**参考文献**

[1] 中华医学会消化病学分会. 中国慢性胃炎共识意见（2017 年，上海）[J]. 中国医学前沿杂志，2017，22（11）：670-687.

[2] 中国中西医结合学会消化系统疾病专业委员会. 慢性胃炎中西医结合诊疗共识意见（2011 年，天津）[J]. 中国中西医结合杂志，2012，32（6）：738-743.

[3] 中华中医药学会脾胃病分会. 慢性萎缩性胃炎中医诊疗共识意见 [J]. 中华中医药杂志，2010，51（8）：749-753.

[4] 张声生，李乾构，唐旭东，等. 慢性萎缩性胃炎中医诊疗共识意见 [J]. 中医杂志，2010，51（8）：749-753.

[5] 李乾构，王自立. 中医胃肠病学 [M] 北京：中国医药科技出版社，1993：427.

[6] 黄帝内经·灵枢 [M] 北京：人民卫生出版社，2005：71.

[7] 诸病源候论 [M] 辽宁：辽宁科学技术出版社，1997：104.

[8] 汪红兵，彭美哲，李享，李帷. 李乾构治疗慢性萎缩性胃炎经验 [J]. 北京中医药，2013，32（12）：907.

[9] 李大鹏. 康莱特注射液药效学及临床研究进展. 中药新药临床杂志，2007，26（10）：778-782.

# 第三部分

# 慢性萎缩性胃炎的中医病因病机研究

## 一、概　　述

慢性萎缩性胃炎（Chronic Atrophic Gastritis，CAG）系指胃黏膜上皮遭受反复损害导致固有腺体的减少，伴或不伴纤维替代、肠腺化生和/或假幽门化生的一种慢性胃部疾病[1]，是消化系统常见病、多发病，在CAG基础上伴发的肠上皮化生（Intestinal Metaplasia）和异型增生（Dysplasia），是胃癌的癌前病变（Precancerous lesions of gastric cancer，PLGC）。长期以来，现代医学认为 CAG 的发生是多种因素综合作用的结果，与环境因素、宿主对幽门螺旋杆菌（Helicobacter pylori，HP）感染反应性[2]、胆汁反流、免疫、年龄、高盐、过热、低维生素饮食及遗传因素等有关。

中医学认为，胃在生理上以降为顺，表现为"胃满则肠虚，肠满则胃虚，更虚更满"的生理特点，在病理上因滞而病[3]，诸种原因如饮食失节、情志失调、外感六淫或体质虚弱，致使机体气血不和、寒热失调、湿瘀等病理产物积聚，导致脾胃气机逆乱，升降失和，发生胃胀、胃痛等与 CAG 相关的症状。一般认为，本病的病位在胃，主要与肝、脾有关，可涉及胆、肾。临床常表现为本虚标实，虚实夹杂之证。本虚主要表现为脾气虚和胃阴虚，标实主要表现为气滞、湿热和瘀血，而脾胃气机升降失常是发病的最直接原因。

# 二、中医病因病机

## （一）古代医家对 CAG 病因病机的认识

### 1. 外感六淫

人体是一个有机的整体，外感六淫，或邪客体表、里气不和，或邪气传里、扰乱气机，均可发为与 CAG 相关的症状。外感六淫之邪中，以风邪、寒邪、热邪较为多见。风为百病之长，常与寒邪相兼，侵犯机体。如《素问·六元正纪大论》曰："木郁之发，民病胃脘当心而痛"；《伤寒论》云："太阳中风，阳浮而阴弱，阳浮者，热自发，阴弱者，汗自出，啬啬恶寒，淅淅恶风，翕翕发热，鼻鸣干呕者，桂枝汤主之"；《诸病源候论·病源·风病诸候》云："风入腹，拘急切痛者，是体虚受风冷。"寒邪是 CAG 的常见病因。《素问·举痛论》云："寒气客于肠胃之间，膜原之下，血不得散，小络引急，故痛"，指出寒主收引，致使胃气不和而发生胃痛。热邪侵袭机体，内客于胃，亦可发生胃痛等症状。如《素问·至真要大论》云："少阳之胜，热客于胃，烦心心痛"；《素问·五常政大论》云："少阳司天，火气下临，……心痛胃脘痛"。

### 2. 饮食不节

饮食不节，损伤脾胃，胃失和降，气机不畅，可发生与 CAG 相关的症状。如《素问·痹论》云："饮食自倍，肠胃乃伤。"《医学正传·胃脘痛》云："致病之由，多由纵恣口腹，喜好辛酸……故胃脘疼痛。"《和剂局方·伤寒》云："因饥饱食，饮酒过多，心下坚满，心腹大疼。"《四明心法·吞酸》云："又有饮食太过，胃脘撑塞，脾气不运而酸者，是怫郁之极，湿热蒸变，如酒缸太甚则酸也。"

### 3. 情志失调

人体情志失调，均可导致气机失常，引发 CAG 相关的症状。如《脾胃论·脾胃胜衰论》云："喜怒忧恐，耗损元气，资助心火，火与元气不两立，火胜则乘其土位，此所以为病也。"人体七情中，以忧思郁怒最为常见。忧思郁怒，致使肝气抑郁或肝气犯胃，胃气不和，气机升降失常，而发生胃痛、反酸、痞满等症状。《医学正传·胃脘痛》："胃脘当心而痛……七情九气触于内之所致焉"；《沈氏尊生书·心痛选方》云："胃痛，邪干胃脘病也……唯肝气相乘为尤甚，以木性暴，且正克也。"

### 4. 体质因素

素体阳虚，脾胃虚弱，胃失温养；或素体阴虚，脾胃失于濡润，胃失所养；或素体湿热内盛，胃气不和，损伤胃络；或久病体虚，久病入络等均可导致中焦气机失常，受纳腐熟功能下降，发为与 CAG 的相关症状。如《证治汇补·心痛选方》云："服寒药过多，致脾胃虚弱，胃脘作痛。"

### （二）现代医家对 CAG 病因病机的认识

柯莹玲等[4]对 542 例 CAG 的调查表明，病因为饮食不节（过饥过饱、饮食不规律、喜食辛辣热烫）者占 91.5%；饮酒者占 58.6%；情志失调（性情急躁、焦虑）占 39.3%；睡眠不佳者占 21.0%；有慢性食管炎、慢性咽炎、慢性胆囊炎、慢性肝炎等慢性感染者占 53.0%；有胃病（慢性胃炎、消化性溃疡、消化道肿瘤等）家族史者占 20.7%。项翠花等[5]认为 CAG 的病位在胃，与肝脾密切相关。其病机病机包括郁怒伤肝，肝气犯胃；脾胃湿热，灼伤胃膜；脾胃虚弱；瘀血阻滞等。陈一清[6]认为 CAG 以虚损为本，血瘀、湿热、肝郁、气滞等实邪为标。病变虚实夹杂，病位在胃，涉及肝、脾、肾等脏器。刘启泉[7]将 CAG 的病机归结为气机郁滞、湿浊中阻、热毒蕴结、瘀血停滞、阴液亏虚导致胃气失于和降，气机不利，胃失濡养。陈福如[8]对 178 例患者调查后认为，CAG 的病因包括饮食不节、劳倦所伤、脾胃虚弱、运化无权；七情所伤、气血不和、脉络瘀阻；慢性浅表性胃炎误治及药物因素等。在致病因素的作用下，病机表现为脾胃枢机失利，升降紊乱和脉络瘀阻。陈福如[9]对 862 例慢性胃炎所作的调查表明，由饮食不节、劳倦所伤而致脾胃运化失职、升降紊乱 732 例（占 84.92%），七情所伤 130 例（占 15.08%）。其中出现络脉瘀阻 641 例（占 74.36%，其中兼夹有脾胃虚弱者 477 例）；脾胃虚弱、运化无权 221 例（占 25.64%）。认为饮食不节、劳倦所伤是导致慢性胃炎发生的最常见病因；脾胃虚弱，运化无权，是导致慢性胃炎的决定性因素；七情所伤、气血不和、络脉瘀阻，既是慢性胃炎常见病因病机，又是慢性胃炎发展的结果；不合理用药、用药时间过长，或用量过大都会对胃肠有刺激作用，导致消化功能紊乱。因此不管是由何种因素引起，绝大多数病例都会出现脾胃枢机失利、升降紊乱的病理变化。

幽门螺杆菌感染与本病关系密切。冯玉彦等[10]研究认为，HP 是 CAG 形成和发展的病因之一，根除 HP 有可能阻断 CAG 的发生及发展，HP 感染可作为 CAG 中医分型及辨证论治的一个指标。张闽光等[11]对中医证型与 HP 感染的关系研究表明，脾胃湿热是主要证型，且 HP 感染率最高，认为湿热之邪与 HP 在病因学上是同一种致病源。陈朝元等[12]探讨 HP 与 CAG 及其中医证型的关系，认为 HP 感染是 CAG 病因之一；HP 感染情况可作为 CAG 中医辨证分型的客观指标。肖丽春等[13]观察 CAG 中医证候类型与 HP 感染及胃黏膜病理变化之间的关系，结果表明脾胃湿热型及肝胃不和型明显高于脾胃虚寒型的胃黏膜病理改变。

曹志群等[14]认为 CAG 癌前病变由脾胃虚损，气阴不足，中焦壅塞，升降失职，使胃之受纳、腐熟，脾之运化水谷精微功能受到影响，中焦成积，化热蕴毒，气机不行，日久入络血瘀成积，损伤胃黏膜所致。樊群[15]认为，活血化瘀是治疗胃癌前病变的关键环节。张小萍等[16]认为脾胃虚弱，胃络瘀阻，毒邪内聚是胃癌前期病变的病理机转。

### （三）相关脏腑

人体各脏腑之间，生理上相互为用，病理上相互影响。脾胃为人体气机升降之枢纽，又为气血生化之源，脾胃燥湿相宜，升降相因则气机条畅，气血之源生生不息，全身脏腑组织得以濡养。脾胃升降功能有赖肝木之疏泄，脾阳有赖心火肾阳之温煦，胃阴有赖肾水之濡润，其他脏腑功能正常有利于脾胃保持正常功能[17]。CAG 病位虽然在中焦脾胃，究其病因病机实乃全身脏腑功能紊乱，气血失调的反映[18]。

#### 1. 胃

胃为五脏六腑之大源，主受纳和腐熟水谷，外感六淫、饮食失节、情志失调、素体虚弱，皆能引起胃受纳腐熟之功能失常，胃失和降，而发为 CAG 症状表现。如寒客胃中，则气机受阻；如暴饮暴食，则胃之受纳过量，纳谷不下，腐熟不及，食谷停滞；如饮酒过度，嗜食肥甘厚腻辛辣之品，则易耗损胃阴；或过食生冷、寒凉药物，则易耗伤中阳。日积月累，则胃之阴阳失调，而出现偏胜，产生偏寒偏热或寒热错杂证候。

#### 2. 脾

脾与胃同居腹内，以膜相连，一脏一腑，互为表里，共主升降，病理情况下，胃病常累及脾，脾病常累及胃[19]。如禀赋不足，后天失调，或饥饱失常，劳倦过度，以及久病正虚不复等，均能引起脾胃虚弱而引发 CAG 症状。脾阳不足，则寒自内生，导致胃失温养，发为虚寒证候；如脾润不及，或胃燥太过，导致胃失濡养，发为阴虚证候；阳虚寒化，则血行不畅，涩而成瘀，发为瘀血证候；阴虚热化，则灼伤胃络而溢血，发为血证。

#### 3. 肝胆

肝与胃是木土乘克的关系，如忧思恼怒，气郁伤肝，肝气横逆，势必克脾犯胃，导致气机阻滞，胃失和降而引发 CAG 症状；如肝气久郁，既可出现化火伤阴，又能导致瘀血内结，病情至此，则 CAG 病情加重，缠绵难愈。另外，肝胆互为表里，肝气的疏泄，有利于胆汁的正常排泄，而胆汁的正常排泄亦利于胃气的通降及消化。可见肝主疏泄从不同层面对胃腑功能加以影响[20]。

### 4. 肾

脾胃为"后天之本"，肾为"先天之本"，脾胃与肾之间有着"先天"温养"后天"，"后天"滋养"先天"的关系。脾胃的正常生理功能须依赖肾阳的温养和肾阴的濡润；病理上，胃的阳气或阴液不足，可导致胃的功能异常，气血津液化生无权，致使"后天"无以充养"先天"，"久病及肾"，则肾之阴阳日益亏虚，肾阴亏虚使得水不上济，肾阳不足则火不暖土，脾胃随之更加衰弱。CAG 40 岁以上多发，并且随年龄增长发病率增加，认为老年胃黏膜血管的退行性变是胃黏膜病理改变的基础。中医认为人体的衰老主要与肾精衰减有关。由此推测 CAG 发生发展与肾关系密切。临床上 CAG 患者多存在不同程度的"肾虚"的表现[21]。

### 5. 肺

脾胃的正常生理功能有赖肺气之宣肃畅达，若肺失宣肃之职，必见脾与胃气机升降乖违，枢机失和，以致清阳不升，浊阴不降，水湿郁滞，健运传化失宜而生胃病。有研究报道通过理肺治胃肠病、从肺论治慢性胃炎，能收到令人满意的疗效[22,23]。

### 6. 心

脾与胃"以膜相连"，而为胃行津液者也。心与胃"火土相生"，而为其腐熟水谷者也。脾阴被劫，必心火亢盛，胃阴困阻。脾阴不足，每因肝气之亢，心火之盛，发为 CAG 症状。

### （四）血瘀理论

#### 1. 古代医家认识

清代医家叶天士开创性提出了久病入络的观点，"初病湿热在经，久则血入络","其初在经在气，其久入络入血","久有胃病，更加劳力，致络中血瘀而经气逆，其患在络脉中痹窒耳"。本病病位在胃，然总与肝脾有关。肝脾为藏血、统血之脏，而胃为多气多血之腑，本病与气血关系密切，病久者多有血瘀之象。《景岳全书·胁肋》中指出："凡人气血犹源泉也，盛则流畅，少则壅滞，故气血不虚不滞，虚则无不滞者。"《金匮要略》载有"腹不满，其人言我满，为有瘀血"，金元时期李杲"脾无积血不痞"。《诸病源候论》"血气壅塞不通而成痞也"。《医林改错》指出："凡肚腹痛总不移是瘀血。"而最常见、最具诊断价值的瘀血征象是，CAG 患者多见舌质紫黯或黯红，或有瘀斑、斑点，舌底脉络迂曲，这具有普遍意义。临床上常用于治疗胃络瘀血证的方剂为失笑散加减。失笑散出自《太平惠民和剂局方》，方中五灵脂性味甘温，主入血分，"其功长于破血行血，故凡瘀血停滞作痛……在所必用"。《本草经疏》："蒲黄甘平，亦入血分，以清香之气，兼行气分，能导瘀结而治气血凝滞之痛。"《本草正义》："二药相合，功能活血祛瘀止痛。"加减上，丹参、当归、玄胡索等为常用之品。丹参，味甘性微寒，为活血化瘀要品，《神农本草经》："丹参，主心腹邪气，肠鸣幽幽如走水，寒热积聚"；当归，性温苦，既能活血，亦能养血，为和血之品，适于瘀血虚象较著者；玄胡索配以川楝子取金铃子散之意，用于瘀血痛著者。

## 2. 现代研究认识

现代医家普遍认为血瘀是导致 CAG 及其癌前病变的主要原因。CAG 癌前病变在其发展过程中，胃黏膜细胞凋亡指数呈逐渐增高趋势，研究发现 CAG 胃黏膜细胞凋亡增加，并认为此种变化与黏膜萎缩、肠化、不典型增生乃至癌变都有密切关系[24]，有学者据此推测细胞凋亡是胃癌演化进程中的早期事件[25]。张玉禄等[26]研究发现，活血化瘀法可以保护胃黏膜细胞，阻止癌前病变进一步发展，促进胃黏膜细胞恢复正常。活血化瘀药物对增生性病变有不同程度的软化和消散作用，还能加快血液循环，改善组织营养，促进炎症吸收，能促进 CAG 病理组织的逆转[27]。

# 三、小　结

　　归纳总结本病病机特点为虚实夹杂，本虚标实，本虚以气虚、阴虚为主，多于阳虚；标实以气滞为主，其次为血瘀，多于湿热及郁热。中医认为中老年人，肾中精气日渐亏少，脏腑功能也随之减退。现代医学也认为中年以后，胃黏膜的抗病能力减退，胃动力减弱，食物排空延迟，腺体萎缩[28]。基于以上认识，许多医家[29]通过长期临床观察研究，认为脾虚与 CAG 关系密切，是造成 CAG 的病理基础。脾胃为"水谷之海""气血生化之源"。脾胃受损，脾失健运，胃失和降，水谷化生气血，脏腑失养，因虚生邪而致气滞、湿阻、热蕴、血瘀、痰凝等病理变化[30]，其中气滞、血瘀最为重要，二者是疾病发生和转归中的重要环节。脾胃为一身气机升降之枢纽，胃主通降，其气以和降为顺，无论脾胃本身病变还是外邪或其他脏腑病变均可引起中焦气机郁滞。"久病入络"，"久病必有瘀"。本病病程长、迁延反复为血瘀的形成和发展奠定了基础。无论是气滞、湿阻、郁热还是气虚、阴虚，均可通过影响胃络血液运行，日久形成胃络瘀阻之证候。综上，脾胃虚弱为 CAG 的病理基础，气滞、血瘀为重要的病理环节，因此健脾、理气、活血是 CAG 重要治疗方法，应贯穿于整个治疗过程中。中医药治疗疾病的特点主要是整体观念和辨证论治，治疗本病亦从整体出发，注重脏腑间的生克乘侮规律，通过调整脏腑及全身的机能活动，来促进胃黏膜病变的逆转。

　　治疗常侧重健脾、理气、活血。辨证用药及配伍有一定的规律可循，多在主方、主药的基础上，综合考虑本证型病机特点、药物间相互作用及胃腑喜润恶燥、喜通降恶郁滞的生理特性，适当佐用其他类药物，或使其兼顾病机更加全面，提高主药治疗效果，或防止主药作用太过，佐制其潜在的副作用，充分体现中医治病从整体出发，重视辨证论治的思想。

　　长期以来，运用传统中医治疗手段与现代医学科技手段相结合，将古代医家传承至今的经典理论与现代医学科技成果相结合，对 CAG 的中医病因病机开展了广泛的研究。在此基础上，中医界不断归纳总结 CAG 的病因病机，为临床治疗提供了坚实的理论依据，并为治疗更加具备针对性和特效性开拓了思路。在中医理论指导下，临床上将辨病与辨证相结合，理、法、方、药一线贯穿，并根据特异的症状，如胃镜、病理、情志表现等等因素，配以一定的对症治疗，形成宏观辨证与微观辨证、病与证的统一、结合的临床诊疗模式。

## 参考文献

［1］Rugge M, Correa P, Dixon M. F, et al. Gastric mucosal atrophy: interobserver consistency using new criteria for classification and grading. Aliment Pharmacol Ther, 2002（16）: 1249–1259.

［2］The Eurohepygast Study Group. Risk factors for atrophic chronic gastritis in a European population: results of the Eurohepygast study. Gut, 2002, 50（6）: 779–785.

［3］唐旭东. 董建华通降论学术思想整理. 北京中医药大学学报, 1995, 18（2）: 45–48.

［4］柯莹玲，单兆伟. 542 例慢性萎缩性胃炎患者中医辨证分型与病因分析. 辽宁中医杂志, 2006, 33（2）: 161–162.

［5］项翠华. 慢性萎缩性胃炎的病因病机探讨. 新疆中医药, 2000, 18（3）: 7–8.

［6］陈一清. 慢性萎缩性胃炎证治规律若干问题探讨. 四川中医, 2004, 22（6）: 18–20.

［7］刘启泉. 慢性萎缩性胃炎的中医病机研究. 河北中医, 2002, 24（6）: 473–475.

［8］陈福如. 178 例慢性萎缩性胃炎的病因调查及病机探讨. 中国医药学报, 1997, 12（2）: 41–42.

［9］陈福如. 862 例慢性萎缩性胃炎中医病因病机分析. 江西中医药, 1997, 28（1）: 51.

［10］冯玉彦，杨倩，刘建平. 慢性萎缩性胃炎中医证型与幽门螺杆菌感染相关性研究. 辽宁中医杂志, 2005, 32（8）: 754–755.

［11］张闽光，朱国曙. 糜烂性胃炎中医分型与幽门螺杆菌感染的相关研究. 现代中西医结合杂志，2002，11（1）：7-8.

［12］陈朝元，王岩. 幽门螺杆菌与慢性萎缩性胃炎及其证型的关系. 中医药学刊，2002，20（6）：828-829.

［13］肖丽春，潘万瑞，陈寿菲. 胆汁反流性胃炎中医证型与 HP 感染及胃黏膜病理变化的关系. 福建中医学院学报，2005，15（2）：9-10.

［14］曹志群，张维东，姜娜娜，等. 论慢性萎缩性胃炎癌前病变之脾胃虚损说. 光明中医，2007，22（1）：5-7.

［15］樊群. 活血化瘀是治疗胃癌前病变的关键环节. 中国中医基础医学杂志，1997，3（5）：52-53.

［16］张小萍，严小军，楚瑞阁. 中医对胃癌前期病变机理的探讨. 江西中医药. 2003，34（246）：13-14.

［17］张伯臾，董建华，周仲瑛. 中医内科学. 上海：上海科学技术出版社，1999：133-134.

［18］李益民，李纪云.“脏腑一体”气血并调谈慢性萎缩性胃炎的中医整体治疗. 河北中医药学报，1998，13（2）：20-22.

［19］温佰胜. 慢性胃炎从“脏腑”论治. 中华中医药杂志，2005，20（2）：107-108.

［20］李汉文，周继友. 陈伯咸教授从肝论治萎缩性胃炎. 山东中医杂志，1995，14（11）：512-513.

［21］张培彤. 论慢性萎缩性胃炎从肾论治. 山东中医药杂志，1996，15（6）：245-246.

［22］董可宝，项华美，王丽云，等. 论理肺以治胃肠病. 安徽中医临床杂志，2002，6（14）：208.

［23］邹立华，廖志锋. 慢性胃炎从肺论治探析. 湖北中医杂志，2002，24（10）：22.

［24］LSHDA M, GOMYO Y, TATEBE S, et al. Apoptosis in human gastricmucosa, chronic gastritis, dysplasia an d cal~noma：analysis by terminal deoxy-nucleotidy l transferase mdiated dUTP-biotin nick end heling. Virchows Arch, 1996, 428（4）：229.

［25］LKEDAM, SHOMORIK, ENDOK, et al. Frequent occurrence of apoptosis is an early event in the oncogenesis of human gastric carcinoma. Virehows Arch, 1998, 432（1）：43.

［26］张玉禄，李军祥，崔巍，等. 活血化瘀法对慢性萎缩性胃炎癌前病变大鼠早期细胞凋亡的影响. 北京中医药大学学报，2008，31（5）：316-319.

［27］柯莹玲，单兆伟. 辨证治疗慢性萎缩性胃炎癌前病变患者 78 例. 上海中医药大学学

报，2005，19（4）：18.

[28] 瞿绪军. 健脾生津法治疗慢性萎缩性胃炎62例. 华夏医学，2005，18（4）：608-609.

[29] 马贵同，张万贷，陈泽民，等. 中医药治疗慢性萎缩性胃炎专家经验谈. 中医杂志，
1992，33（3）：49-52.

[30] 刘冬梅. "治痿独取阳明"与慢性萎缩性胃炎的健脾治疗. 山东中医药大学学报，
2002，26（1）：7-9.

# 第四部分

# 跟随李乾构教授临证，学习和治疗慢性萎缩性胃炎的体会

——李乾构教授"因虚致瘀"论治慢性萎缩性胃炎

## 一、概　　述

慢性萎缩性胃炎（Chronic Atrophic Gastritis，CAG）是以胃黏膜上皮和腺体萎缩、黏膜变薄、黏膜层增厚并多伴有肠腺化生、异形增生为特征的消化系统常见病、多发病和难治病[1]。1978 年世界卫生组织就将CAG 列为癌前状态。目前，由浅表性胃炎发展—胃黏膜萎缩—肠上皮化生—异型增生—胃癌的发病模式已得到认可。迄今为止，现代医学对 CAG尚无理想的治疗药物和方法。我国 CAG 检出率占胃镜受检病人的7.5%～13.8%。随着年龄增长发病率增高，据国际卫生组织调查 20～50岁 CAG 患病率仅为 10%左右，51～65 岁 CAG 患病率高达 50%以上[2]。

## 二、中医病因病机认识

CAG 属中医辨病"胃脘痛""痞满""嘈杂"等范畴[3]，病因较多，一般病程迁延日久，目前现代医学的治疗目标主要以缓解症状为主，但

临床上尚缺乏安全有效的治疗方法，多以密切随访为主。中医药治疗本病历史悠久，从"八五"科技攻关，到科技部"十一五"科技支撑计划，中医药治疗本病的优势和特色得到广大患者的一致认可。近年来，随着消化内镜诊疗技术的不断进展，以及越来越多的临床医师对于胃癌早期防治的愈发重视，中医药治疗本病可明显改善患者临床症状，甚至逆转肠上皮化生及异型增生等病理学指标，使中医药治疗 CAG 的优势得到西医同行的广泛关注。

中医认为，CAG 的发病与情志失和、饮食不调、外邪犯胃、药物伤胃以及先天禀赋不足，后天脾胃虚损等因素有关。上述病因损伤脾胃，致使脾失健运，胃失和降，脾胃升降失调。从而产生气滞、食积、湿（痰）阻、寒凝、火郁、血瘀等病理产物，郁阻胃腑，进一步妨碍脾胃气机之升降。脾胃运纳功能受损，气血生化乏源又致使胃络失养而致病。CAG 病位在胃，与肝脾关系密切。CAG 病程较长，在临床上常表现为本虚标实、虚实夹杂之证，本虚主要是脾胃气虚，标实主要是气滞、血瘀、湿（痰）热，食积、寒凝、火郁。中华中医药学会脾胃病分会将 CAG 分为肝胃气滞证、肝胃郁热证、脾胃虚弱证（脾胃虚寒证）、脾胃湿热证、胃阴不足证、胃络瘀血证六个证候进行辨证论治[4]。

# 三、李乾构老师对于本病的认识

李乾构教授根据《灵枢》[5]中所言"胃不实则诸脉虚"，王清任《医林改错》[6]中所言"无气则虚，必不能达于血管，血管无气，必停滞而瘀"，《诸病源候论》[7]指出"血气窒塞不通而成瘀也"等理论，总结多年诊治慢性萎缩性胃炎的经验认为，脾胃亏虚、气滞血瘀是 CAG 的基本病机，气虚血瘀是慢性萎缩性胃炎的病机特点。血瘀是最重要的病理因素，是 CAG 发生发展甚至的关键环节。CAG 证候虽杂，总不离"虚"和"瘀"。CAG 的基本病机初起在气虚，久病则由气及血，渐致气虚血瘀，胃络痹阻。气虚与血瘀互为因果，最终可转为以虚为主，虚实夹杂的病理状态。瘀血既是病理产物，同时也是致病因素，CAG 病变形成过程中，瘀血一旦形成，则可使胃络痹阻，胃膜失养，从而加速胃黏膜的损害，造成胃黏膜的萎缩性改变。从症状上分析，痞兼痛乃气血同病，当调气和血。胃痞之初多见胃脘痞塞满闷，触之不痛，日久则兼胀痛、灼痛或刺痛。盖胃为多气多血之腑，胃病则气血必受其阻。初起在气，气为血帅，气行血行，气虚无力推动血液运行；或肝郁气滞，血行不畅，日久入血，终致气滞血瘀，气血同病。气血瘀滞，不通则痛；脾胃虚弱，化源不足，胃失所养，不荣亦痛。所以病机方面表现为从气虚、气滞到血虚、血瘀，出现气病及血、实证转虚、虚实夹杂、寒热夹杂等病机演变。

# 四、李老师中西医结合治疗慢性萎缩性胃炎

基于上述理论指导，因此 CAG 的治疗，宜将补益脾胃、理气化瘀作为基本法则。治疗 CAG 用四君子汤加薏苡仁、白花蛇舌草为基础方，随兼见证候和兼见症状加减（四君子汤的臣药白术改用莪术）。顾护脾胃之气，才能逐渐恢复其纳运、升降的功能，恢复元气，治当补虚。本病病情多迁延，病初气结在经，久病则血伤入络，临床遣方用药，不一定拘于疼痛固定、刺痛或要见舌质有瘀斑、舌底脉络迂曲的瘀证，才用活血之药。

## （一）治疗 CAG 要按主证候进行辨证论治

脾胃病分会将 CAG 分六个证候进行辨证论治。李乾构老师认为，CAG 以脾胃虚弱气滞血瘀证最为多见，这是 CAG 的主要证候，其他证

候较少见称为次要证候或兼见证候。治疗 CAG 要按主证候进行辨证论治，随兼见证候和兼见症状进行加减。CAG 患者在临床上多见面色萎黄、消瘦乏力、胃脘痞满，嗳气纳差等脾胃虚弱的症状。胃镜下 CAG 患者多见胃黏膜色泽变淡，胃黏膜红白相间以白为主，黏膜变薄，黏液减少，也是脾胃虚弱之象。脾胃虚弱 CAG 发生发展的根本，治疗 CAG 时要以补益脾胃为根本大法。中医补益脾胃的基础方剂是四君子汤。

李乾构教授在灵活运用四君子汤的基础上，总结了治疗 CAG 的基础方：

党　参 10 g　　莪　术 15 g　　茯　苓 10 g　　甘　草 5 g
陈　皮 10 g　　枳　实 10 g　　薏苡仁 30 g　　白花蛇舌草 2 g

### （二）随兼证加减

兼见胃痛怕冷，脾胃虚寒证加桂枝、干姜、炮附子温中散寒；兼见胃部重坠，中气下陷证加黄芪、升麻、柴胡补中举陷；兼神疲乏力气虚证加黄芪、党参、红景天补益脾气；兼头晕眼花血虚证加当归、鸡血藤、阿胶补益营血；兼见失眠多梦，心脾两虚证加当归、枣仁、夜交藤补益心脾养血安神；兼见两胁胀痛，肝脾失调证加柴胡、白芍、郁金健脾舒肝；兼见了痛剧痛黑便，气滞血瘀证加白及粉、三七粉、元胡化瘀止血止痛；兼见口干舌燥，胃阴亏虚证加麦冬，生地、玉竹养阴生津；兼见畏寒肢冷阳虚证加桂枝、炮附子、干姜温补脾阳；兼见口苦烦怒，肝胃郁热证加栀子、丹皮、龙胆草清泻肝热；兼见身重困倦，苔黄厚腻湿热证，加茵陈、黄芩、六一散清化湿热。

### （三）随兼症状加减

兼嗳气加旋覆花、代赭石；兼呃逆加丁香、柿蒂；兼反酸加乌贼骨、瓦楞子；兼烧心加吴萸、黄连；兼恶心加橘皮、姜半夏；兼纳呆加砂仁、鸡内金；兼胃凉加桂枝、干姜；痞满明显加枳实、厚朴；胃痛甚加元胡、九香虫；兼便秘加火麻仁、芒硝；兼便溏加苍术、焦三仙；兼口黏舌苔白腻加茵陈、白蔻仁。兼烦急易怒加栀子、龙胆草；兼失眠加炒枣仁、柏子仁。

### （四）宏观辨证与微观辨证相结合是提高治疗 CAG 疗效的最佳方案

中医治病根据四诊辨证论治可谓是宏观辨证；若把理化检查的异常指标纳入到辨证治疗中可谓是微观辨证。治疗本病，应主张宏观辨证与微观辨证相结合。如见胃镜下蠕动减弱为脾气亏虚，加党参、黄芪以补气健脾；如见胃黏膜光滑变薄以红为主，分泌物少，为胃阴不足，加麦冬、玉竹以养阴益胃；若见到胃镜下黏膜暗红、水肿，或黏膜粗糙不平，有结节隆起呈颗粒状，为瘀血阻滞，加丹参、三七以活血化瘀；若黏膜充血、水肿、糜烂，为湿热中阻有炎症，加蒲公英、黄芩、黄连清热燥湿以抗炎；若胃镜检查见有胃溃疡，加乌贼骨、浙贝母以促进溃疡愈合；若胃镜检查时见有出血点，加仙鹤草、白及、三七粉以宁络止血；胃镜见胆汁反流，加乌梅、山楂、白芍等，以酸中和十二指肠液的碱性胆汁。病理活检有肠上皮化生或异形增生时，加莪术、白花蛇舌草、薏苡仁以健脾化湿、清热解毒，活血消肿。胃液分析胃酸减少者，宜加用能增加胃酸的乌梅、山楂、木瓜；胃酸分泌过多，加用能制酸的海螵蛸、煅瓦楞、煅牡蛎。

### （五）活血化瘀法是治疗 CAG 的重要法则，要贯穿到 CAG 整个治疗过程中

CAG 病位在胃，胃为多气多血之腑，CAG 为慢性病病程长，"久病入络""久病必瘀"。故 CAG 患者常见胃脘痞满、胃痛痛有定处、舌质暗红或有瘀斑，舌下静脉增粗曲张，胃镜下见到黏膜呈颗粒状或结节状、血管透见均证明有瘀血的存在。有学者统计 CAG 患者血瘀证符合率可达 73%。血液流变学研究表明 CAG 患者有血液流变学改变者高达 82.4%[2]。因此，李乾构老师认为，活血化瘀法是治疗 CAG 的重要方法，要贯穿到

CAG 整个治疗过程中。临床上要辨证地灵活选用活血化瘀药。寒凝血瘀，温经活血在基础方中酌加川芎、桂枝；气滞血瘀的，治以行气活血，酌加郁金、元胡；阴虚血瘀的，治疗以养阴活血，酌加熟地、赤芍；阳虚血瘀的，治以温阳活血，酌加肉桂、当归。研究表明活血化瘀类药可以消除胃黏膜代谢障碍，促进局部炎症吸收及萎缩腺体复生，促进增生性病变软化，促进病理改变恢复到正常状态[8]。

### （六）抑杀 CAG 的元凶幽门螺杆菌（Helicobacter pylori，HP）是治愈 CAG 的关键

现代医学认为，HP 感染被认为是 CAG 形成和发展的重要病因，HP 感染与胃黏膜肠化、异型增生密切相关。因此，李乾构老师认为，抑杀 HP 是治愈 CAG 的关键。临床观察到有 HP 感染者多见舌苔黄厚腻，多有湿热证候表现特点。我们在临床上治疗 CAG 兼有 HP 感染在辨证用药基础上，加用黄连、大黄清化湿热，公英清化解毒，丹参活血化瘀，以改善胃黏膜血液循环，改善胃黏膜局部营养供给，改变胃内环境而有利于根除 HP。

### （七）莪术、白花蛇舌草、薏苡仁是治疗 CAG 的要药

现代医学药理研究表明，上述这三味中药有抗癌防癌作用，非常适合本病的病机特点。莪术具有健脾和胃、行气活血、消积止痛的功效。莪术油（β-榄香烯）已制成注射液用于癌症的治疗，研究表明莪术有能抑制癌基因、抑制肿瘤增殖、促进肿瘤细胞的凋亡、抑制肿瘤侵袭和转移的作用。莪术活血化瘀可改善胃黏膜的血液供应及营养，增强胃黏膜抗损能力，降低血管的通透性，减少炎症渗出，有利于局部炎症的消散吸收。通过胃黏膜血液微循环改善，增加胃黏膜局血流，可加速胃黏膜炎症渗出，有利于局部炎症的消散吸收。通过胃黏膜血液微循环改善，增加胃黏膜局部血流，可加速胃黏膜上皮细胞新生和胃黏膜固有腺体的再生，从而使肠

上皮化生消失，恢复其生理功能，逆转肠腺化生和异型增生[8]。

白花蛇舌草具有清热解毒的功效，主治痈肿疮毒、咽喉肿痛、毒蛇咬伤。药理研究证实，白花蛇舌草在体外对金黄色葡萄球菌和痢疾杆菌有抑制作用；其煎液能刺激网状内皮细胞增生，并增强其在体内外的吞噬能力，从而发挥抗炎作用。白花蛇舌草在体外对急性淋巴细胞型、粒细胞型、单核细胞型以及慢性粒细胞型的肿瘤细胞有较强抑制作用；在体外对吉田肉瘤和艾氏腹水癌有抑制作用，表明白花蛇舌草是防癌抗癌良药[8]。

薏苡仁具有益气健脾祛湿解毒的功效，药理研究表明，其具有抗癌作用。薏苡仁醇提取物腹腔注射对小鼠艾氏腹水癌有抑制作用，能明显延长动物的生存时间。薏苡仁丙酮提取物对小鼠子宫癌有明显抑制作用，可逆转肠上皮化生和异形增生。浙江中医药大学的李大鹏教授从薏苡仁中提取物质治疗消化道肿瘤的中药注射剂康莱特注射液已在临床上广泛应用[9]。因此，李乾构老师认为，上述三个药物，是治疗慢性萎缩性胃炎伴发胃癌前病变的要药。

## （八）心理疏导和生活调摄是辅助治疗 CAG 的有效手段

CAG 久治不愈，患者担心发展成胃癌，故忧心忡忡，精神抑郁，烦躁焦虑，因此心理调摄十分必要。医生要耐心聆听病人的倾诉，耐心向患者解释病情，细致向病人回答问题，解开病人的"心结"，解除心理负担，卸下思想包袱。让病人正确了解 CAG 的相关知识，掌握疾病预防和调摄的措施，树立治愈 CAG 的信心。我们针对病人的抑郁焦虑情绪，在处方中常加用 1～2 味柴胡、香附、郁金、玫瑰花、合欢花、代代花、绿萼梅、香橼、佛手等疏肝理气药以调整病人情绪。另外，饮食宜清淡，吃七八分饱，细嚼慢咽，不酗酒，不吸烟，不暴饮暴食，不吃辛辣油腻食物，不要吃熏炸、腌制、霉变、生冷食品，少喝浓茶、咖啡、可乐等饮料。

现代医学认为本病为消化系统临床难治病，胃黏膜萎缩、肠上皮化生和异形增生是难以逆转的。李乾构教授认为，治疗本病应以 3 个月为 1 个疗程，根据病人病情轻重，治疗观察 3～4 个疗程不等，一般半年至一年进行复查胃镜判断疗效。当然，对于重度萎缩或伴重度肠上皮化生、异形增生则宜延长疗程 1～3 年，长期坚持定期复查判定病情。李乾构通过对病人进行耐心的相关知识宣教，使病人对本病有了一个正确的认识，改变急功近利的想法，心态从容，更好地配合药物治疗。李乾构教授认为，应用宏观辨证与微观辨证相结合、辨证治疗与辨病治疗相结合、药物治疗与心理疏导等辅助治疗相结合，大多数 CAG 患者是可以治愈的。

## （九）心得体会

慢性萎缩性胃炎证候虽杂，总不离"虚"和"瘀"二字。从症状上分析，痞兼疼痛乃气血同病，当调气和血。胃痞初多见胃脘痞塞满闷，触之不痛，日久则兼胀痛、灼痛或刺痛。盖胃为多气多血之腑，病则气血必受其阻。初起在气，气为血帅，气行血行，气虚无力推动血液运行；或肝郁气滞，血行不畅，日久入血，终致气滞血瘀，气血同病。气血瘀滞，不通则痛；脾胃虚弱，化源不足，胃失所养，不荣亦痛。所以病机方面表现为气虚、气滞到血虚、血瘀，出现气病及血、实证转虚、虚实夹杂、寒热夹杂等病机演变。因此萎缩性胃炎的治疗，当顾护脾胃之气，才能逐渐恢复其纳运、升降的功能，恢复元气，治当补虚。本病病情多迁延，"病初气结在经，久病则血伤入络"，临床遣方用药，不一定拘于疼痛固定、刺痛或要见舌质有瘀斑、舌底脉络迂曲的瘀证，才用活血之药，萎缩性胃炎当从气虚血瘀论治。李乾构老师认为脾胃亏虚、气滞血瘀是慢性萎缩性胃炎的基本病机，气虚血瘀是慢性萎缩性胃炎的病机特点。血瘀是最重要的病理因素，是慢性萎缩性胃炎发生发展甚至的关键环节。治疗时，要紧抓气虚血瘀的病机特点，及早用活血之药，阻断、逆转该病的病理变化。李老师常在辨证论治的基础上用四君子汤加莪术、薏苡仁、白花蛇舌草化裁，多收良效。

# 后　记

　　中医药治疗脾胃病具有鲜明的特色和方法，历经几千年，济世救人，传承至今。李乾构老师作为中华中医药学会脾胃病分会的创始人和名誉主任委员，几十年来，为中医药治疗脾胃病专科青年人才的教育培养和传承工作，做出了行业表率和巨大贡献。为此，我们作为近年来跟随李乾构老师学习多年的第五、第六批李乾构老师国家老中医药传承工作继承人，共同编写了本书。其中李帷编写了第二部分第一章，第二章的第一、五、六、七、八节和第四部分，共计 11 万字。刘赜编写了第一部分。第二部分第二章的第二、三、四节和第三部分，共计 11 万字。

　　本书的顺利编写完成，首先，我们要衷心感谢我们的恩师李乾构教授，一直以来对我们学习的悉心关怀和指导！多年来，李老师时时刻刻都在关心我们的学习，他不顾年事已高和身患多种慢性疾病，每天都要到医院，提前为我们授课准备查阅资料，一字一句写在电脑里，并亲力亲为，为我们打印装订学习资料。李老师每周为我们授课三次，风雨无阻。每一次的清晨时分，在诊室里给我们传授的宝贵知识，都凝聚着恩师无数的辛勤汗水和心血。李老师用严谨的教学态度教会我们尊师重道，诚恳做人，热爱中医，不忘初心！李老师对我们的教学非常有耐心，对待同事特别热心，对待患者特别有爱心！让我们觉得有位可爱可敬的慈父、师长、前辈，时时刻刻在身边引导我们，教诲我们。恩师渊博的知识、坦荡的胸襟、精益求精的治学态度、谦逊诚恳的高尚品格，以及对待患者的无私大爱和崇高医德，都令我们深深地敬仰和钦佩，也将使我们受益终生。时光飞逝，但与老师学习的点滴岁月，必将终生铭记于心。我们将不断总结和传承恩师的学术思想和临证经验，继续努力，不辜负老师的深深教诲！其次，我们还要感谢张声生主任和消化科同事们的大力支持。最后，还要感谢北京中医医院教育处、继续教育办公室各位领导、老师为本书出版的悉心指导和默默付出。

我们要感谢所有的读者，虽力求做到写作方式和文笔风格一致，但由于时间仓促，篇幅所限，书中疏漏在所难免，希望广大同仁不吝赐教，使我们得以改进和提高。正是你们的支持和反馈，让我们有了继续努力改进和完善的动力。我们希望本书能够对你们的学习和实践有所帮助，也希望读者能够不断提出宝贵的意见和建议，帮助我们进一步提高本书的质量，在本书再版时能够得以修订。

# 作者简介

**李帷**　男，1978 年 5 月出生，中共党员，硕士，副主任医师。2002 年 7 月毕业于首都医科大学中医药学院，2012 年开始成为第五批全国名老中医药专家师承工作学员，从师于全国名老专家李乾构教授，系统跟师学习了李乾构教授治疗脾胃病的临床经验，并取得北京中医药大学硕士学位。

兼任北京中医药学会脾胃病专业委员会副秘书长、中国中医药研究促进会青年医师分会理事、世界中医药联合会消化专业委员会委员、中华医学会内镜分会超声内镜学组委员、北京市中西医结合学会内镜分会青年委员。北京医师协会内镜超声医师分会委员。

先后发表李乾构治疗功能性消化不良经验总结、健脾润肠法治疗功能性便秘临床观察、健脾清肠法治疗中重度溃疡性结肠炎临床观察等论文 10 余篇。

**刘赓**　男，1978 年 7 月出生，中共党员，博士，副主任医师，2009 年毕业于中国中医科学院，2009 年至今一直在北京中医医院消化科工作，从事中西医治疗消化系统疾病的临床工作。2018 年有幸在第六批国家老中医药专家学术继承工作中，拜李乾构教授为师学习。跟师期间，发表跟师论文两篇论文《慢性萎缩性胃炎中医证候特点与焦虑抑郁状态相关性的流行病学调查研究》和《李乾构教授"因虚致瘀"论治慢性萎缩性胃炎》。参加了消化科多项临床研究以及多项 GCP 临床观察。